AF305482

NATURE PARASITAIRE

DES

ACCIDENTS DE L'IMPALUDISME

PRINCIPALES PUBLICATIONS DU MÊME AUTEUR

Traité des maladies et épidémies des armées. Paris, 1875.

Nouveaux éléments de Pathologie et de Clinique médicales (en collaboration avec M. J. Teissier). Paris, 1880.

PARIS. — IMPRIMERIE ÉMILE MARTINET, RUE MIGNON, 2.

NATURE PARASITAIRE

DES

ACCIDENTS DE L'IMPALUDISME

DESCRIPTION

D'UN NOUVEAU PARASITE

TROUVÉ DANS LE SANG DES MALADES ATTEINTS DE FIÈVRE PALUSTRE

PAR

A. LAVERAN

Médecin-major de 1re classe
Professeur agrégé de l'École de médecine militaire du Val-de-Grâce

Avec deux planches lithographiées

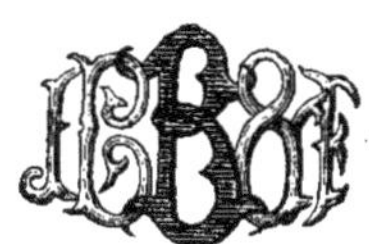

PARIS

LIBRAIRIE J.-B. BAILLIÈRE ET FILS
Rue Hautefeuille, 19, près du boulevard Saint-Germain

1881

AVANT-PROPOS

Au mois d'août 1878, je quittais Paris pour me rendre dans la province de Constantine; je devais naturellement songer à utiliser mon séjour dans cette province pour étudier les fièvres palustres qui, par leur fréquence et leur gravité, s'imposent du reste à l'attention de tout médecin arrivant en Algérie. L'histologie des altérations que l'impaludisme produit dans les différents organes ayant été un peu négligée jusqu'alors, je résolus de faire porter sur ce point spécial de la question mon principal effort. Cette étude, poursuivie pendant deux ans à Bone, à Biskra et à Constantine, me démontra que la seule lésion caractéristique de l'impaludisme consistait dans la présence d'éléments pigmentés dans le sang.

De quelle nature étaient ces éléments pigmentés? Comment se formaient-ils dans le sang? L'examen des lésions cadavériques ne permettant pas de répondre à ces questions, je résolus d'étudier les éléments pigmentés dans le sang frais. Je ne tardai pas à reconnaître que dans le sang de certains malades, atteints de fièvre intermittente rebelle, on trouvait, à côté des éléments pigmentés décrits déjà par différents observateurs, comme des leucocytes mélanifères, d'autres éléments allongés ou arrondis, pigmentés, très réguliers, qui ne ressemblaient nullement à des leucocytes chargés de pigment. Je soupçonnais depuis quelque temps que ces éléments étaient d'origine parasitaire, lorsque, le 6 novembre 1880, en examinant un des corps arrondis et pigmentés dans une préparation de sang frais, je constatai avec étonnement qu'il existait à la périphérie de cet élément une série de filaments grêles et très transparents qui se mouvaient avec une grande agilité et dont la nature animée n'était pas contestable. Je retrouvai bientôt ces éléments dans le sang d'autres malades atteints également de fièvre palustre, et je ne conservai plus de doutes sur leur nature parasitaire.

J'ai décrit déjà ces nouveaux parasites du sang dans deux notes présentées à l'Académie de médecine par M. le professeur L. Colin (séances du 23 novembre et du 28 décembre 1880) et dans une autre note envoyée à la Société médicale des hôpitaux.

Ces communications n'ont pas éveillé beaucoup, que je sache, l'attention du public médical. On a annoncé si souvent qu'on avait découvert le germe animé de la fièvre palustre, et les espérances que ces promesses avaient fait concevoir ont été si souvent déçues, que le scepticisme du public médical s'explique ; d'autre part on se trouve à Paris dans de très mauvaises conditions, surtout dans la saison où nous sommes, pour vérifier les faits que j'ai observés à Constantine.

En publiant ce travail, j'ai l'espoir qu'il arrivera jusqu'aux confrères qui exercent dans des localités où les fièvres palustres sont endémiques et qu'il leur servira de guide pour retrouver les parasites du sang que j'ai décrits.

L'impaludisme se montre dans tous les pays avec des caractères si constants, si uniformes, à l'intensité près, qu'il n'est pas possible d'admettre qu'il relève de causes différentes suivant les localités. Si les parasites que j'ai découverts dans le sang des malades atteints de fièvre palustre à Constantine sont vraiment la cause des accidents de l'impaludisme, comme j'en ai acquis la conviction, ces parasites devront se retrouver avec les mêmes caractères chez les malades qui auront pris la fièvre aux Indes ou au Sénégal, par exemple.

Dans ce travail je présenterai d'abord un aperçu très court des lésions de l'impaludisme; je décrirai ensuite les éléments parasitaires que j'ai découverts dans le sang des malades atteints de fièvre palustre, et il me sera facile d'établir que les corps pigmentés qui se trouvent en si grand nombre dans le sang des sujets morts de fièvre pernicieuse ne sont autres que les cadavres de ces parasites; je rechercherai enfin quelle est la nature et quel est le rôle pathologique de ces nouveaux parasites du sang.

A. LAVERAN.

Constantine, 20 février 1881.

NATURE PARASITAIRE

ACCIDENTS DE L'IMPALUDISME

CHAPITRE PREMIER

Aperçu des lésions anatomiques de l'impaludisme. — Importance
des éléments pigmentés qui se trouvent dans le sang.

La présence dans le sang d'éléments pigmentés
qui ont été considérés jusqu'ici comme des leucocytes mélanifères constitue la lésion la plus constante,
la plus caractéristique de l'impaludisme.

Ces éléments pigmentés circulent avec le sang;
on peut donc les rencontrer dans tous les organes,
dans tous les tissus qui reçoivent des vaisseaux
sanguins; il faut dire, cependant, qu'ils ont une
sorte de prédilection pour certains organes.

Chez les individus morts de fièvre pernicieuse, les
éléments pigmentés existent en si grand nombre dans
les vaisseaux de la rate et du foie, que ces viscères

prennent une teinte ardoisée signalée par tous les auteurs; l'abondance des éléments pigmentés dans les vaisseaux capillaires du cerveau et de la moelle épinière donne souvent à la substance grise de ces centres nerveux une teinte d'un gris plus foncé qu'à l'état normal, ou bien une coloration violacée, hortensia, non moins caractéristique que la teinte ardoisée du foie et de la rate.

Les éléments pigmentés que l'on trouve sur le cadavre ont été décrits jusqu'ici comme des leucocytes renfermant des granulations pigmentaires et l'on expliquait ce dépôt de pigment qui ne s'observe dans aucune autre maladie, par la destruction rapide que les hématies subissent au moment des paroxysmes fébriles. Ces prétendus leucocytes acquièrent souvent dans le foie et dans la rate un diamètre trois ou quatre fois supérieur à celui des leucocytes normaux ; d'autre part, le pigment ne se dépose pas au hasard dans l'intérieur de ces éléments, comme il arrive quand on injecte dans les veines d'un animal une matière colorée pulvérulente. Les grains du pigment en nombre variable se présentent, dans les éléments qui n'ont pas subi d'altération, sous forme de grains arrondis, noirâtres ou plutôt d'un rouge-feu très foncé, disposés assez régulièrement à la périphérie de ces éléments. La figure 1 de la planche I représente quelques-uns de ces corps trouvés au milieu des éléments dissociés de la rate.

On rencontre quelquefois dans le sang recueilli

sur le cadavre, des corps allongés, effilés à leurs extrémités, pigmentés à la partie moyenne (*a*, *a'*, fig. 2, pl. I); presque toujours les éléments pigmentés provenant du cadavre ont une forme plus ou moins régulièrement sphérique (*b*, *b'*, *b"*, fig. 2, pl. I). Lorsque les cadavres ont subi un commencement de putréfaction, les granulations pigmentaires se confondent souvent en une seule masse noirâtre. Le pigment peut aussi être mis en liberté par suite de la désorganisation des éléments qui le renfermaient.

Les figures 3, 4 et 5 de la planche I représentent des coupes histologiques du foie, de la rate et de la substance grise du cerveau chez un individu mort de fièvre pernicieuse. On voit que les vaisseaux capillaires de la rate et du foie renferment un grand nombre d'éléments pigmentés.

Dans le foie, ces corps sont tous situés dans l'intérieur des vaisseaux ; on ne rencontre pas une seule granulation pigmentaire dans les trabécules de la substance hépatique ou au milieu du tissu conjonctif.

Dans la rate, les corps pigmentés se montrent aussi bien dans la pulpe splénique que dans les vaisseaux. Cette exception à la règle générale, qui veut que les corps pigmentés se trouvent dans le sang, est plus apparente que réelle. En effet, la pulpe splénique est traversée par des vaisseaux capillaires dont les parois rudimentaires sont très difficiles à voir, si même, comme le pense Frey, le sang ne circule pas librement entre les éléments de la pulpe splénique. Il faut remarquer en outre que, dans la fièvre pernicieuse, la rate est altérée à ce point que, sur les coupes histologiques, il est souvent difficile de distinguer les orifices vasculaires de la pulpe splénique; les éléments lymphoïdes paraissent s'être répandus dans les veinules dont l'épithélium s'est desquamé, et sur beaucoup de points il est manifeste que le sang a envahi la pulpe splénique. Les corps pigmentés qui sont situés au milieu des éléments lymphoïdes baignaient donc très probablement, pendant la vie, dans le sang, comme ceux qui se trouvent au milieu même des veines spléniques.

Les gaines du tissu lymphoïde qui accompagnent les artérioles spléniques, et qui sont connues sous le nom très impropre de *corpuscules* de Malpighi[1], sont généralement très pauvres en éléments pigmentés ou même n'en renferment pas du tout, tandis que le parenchyme splénique ambiant en est littéralement criblé; cela tient sans doute à ce que le nombre des capillaires sanguins qui pénètrent dans ces gaines de tissu lymphoïde est très peu considérable. Grâce à cette absence de pigment, les corpuscules de Malpighi se distinguent facilement des parties voisines sur les coupes de la rate des individus morts de

---

1. Il est facile de s'assurer, en examinant des coupes longitudinales des artérioles spléniques, que le tissu lymphoïde entoure ces artérioles dans toute leur longueur et qu'il ne constitue pas de corpuscules proprement dits, au moins chez l'homme.

fièvre pernicieuse; le carmin les colore en rose
beaucoup plus vif que la pulpe splénique proprement dite, à laquelle l'abondance des éléments pigmentés et des hématies communique une teinte
brunâtre.

Sur des coupes des circonvolutions cérébrales colorées par le carmin et montées dans le baume de
Canada, on constate (fig. 5, pl. I) que les capillaires
renferment un grand nombre de grains de pigment,
arrondis, égaux entre eux, formant un piqueté noir
souvent assez régulier. Ici les grains de pigment
paraissent libres dans l'intérieur des vaisseaux, ce
qui tient à ce que les éléments dont ils font partie ne
sont pas colorés par le carmin et jouissent dans le
baume d'une transparence parfaite.

Les capillaires du bulbe et de la moelle présentent
le même aspect que les capillaires du cerveau, leur
trajet est marqué par une série de points noirs formant un piqueté plus ou moins régulier, ou réunis
en amas plus ou moins volumineux. Si la pigmentation est plus apparente dans la substance grise des
centres nerveux que dans la substance blanche, cela
tient uniquement à la rareté relative des capillaires
dans cette dernière substance.

Ce piqueté noir, qui marque le trajet des capillaires
du cerveau et de la moelle chez les individus morts
de fièvre pernicieuse, ne s'observe dans aucune autre
maladie, et les grains de pigment régulièrement arrondis qui le produisent ne ressemblent guère, pour

le dire en passant, à du pigment sanguin qui se serait déposé au hasard.

Dans les vaisseaux capillaires des poumons, des reins, des muscles, des os, etc., on retrouve les mêmes éléments pigmentés que dans le foie, la rate et les centres nerveux, mais en général en moins grand nombre.

Dans les poumons, les éléments pigmentés se montrent de distance en distance dans l'intérieur des capillaires compris dans les cloisons interalvéolaires ; j'ai constaté quelquefois leur présence dans l'intérieur des alvéoles, mais il y avait toujours alors du sang épanché en même temps.

Dans les reins, les éléments pigmentés se retrouvent surtout dans les glomérules de Malpighi, comme s'ils étaient arrêtés à ce niveau.

Dans les vaisseaux capillaires de la moelle des os, les éléments pigmentés se rencontrent quelquefois en aussi grand nombre que dans la rate ou le foie.

Les vaisseaux capillaires des muscles et ceux du cœur en particulier renferment des éléments pigmentés en plus ou moins grand nombre.

En dehors de l'existence des éléments pigmentés dans le sang, on ne trouve, chez les sujets morts de fièvre pernicieuse, aucune lésion constante ; abstraction faite de ces éléments, on peut dire que le foie, les reins, le cerveau, la moelle épinière, le bulbe, les muscles, sont à l'état sain dans la grande majorité des cas ; quant au ramollissement de la rate, il n'est probablement qu'une des conséquences de la présence des corps pigmentés en très grand nombre dans cet organe, et il ne suffirait pas, en tout cas, pour expliquer la mort.

Chez les individus qui meurent de cachexie palustre, on retrouve dans le sang les mêmes éléments pigmentés que chez ceux qui succombent à la suite d'accidents pernicieux, seulement ces éléments sont en beaucoup moins grand nombre, et au lieu d'être disséminés dans tous les organes, dans tous les tissus de l'économie, ils se localisent en général dans les vaisseaux de la rate et du foie; de plus, on rencontre dans ces cas des lésions inflammatoires de la rate et souvent aussi du foie et des reins.

La cirrhose hypertrophique de la rate est constante; la rate acquiert souvent des dimensions énormes, surtout chez les individus qui ont habité longtemps des localités insalubres et qui ont pris peu ou point de sulfate de quinine; en Algérie, c'est surtout chez les Arabes venant d'endroits malsains et n'ayant jamais pris de quinquina que j'ai observé ces rates monstrueuses qui occupent toute une moitié de l'abdomen. La surface de la rate est recouverte de plaques fibreuses, épaisses, d'aspect nacré; le parenchyme splénique est induré et le microscope révèle, comme on pouvait s'y attendre, un épaississement considérable de la trame conjonctive.

Le foie montre tantôt les lésions de la cirrhose atrophique, tantôt celles de la cirrhose hypertrophique.

Les altérations les plus communes des reins, altérations moins constantes, du reste, que celles du foie et de la rate, sont celles de la néphrite chronique mixte.

Les poumons sont quelquefois atteints de cirrhose partielle. J'ai attiré récemment l'attention sur cette forme de pneumonie chronique, remarquable surtout par la transformation de l'endothélium alvéolaire en un épithélium à cellules cylindriques au niveau des parties malades (Société médicale des hôpitaux, 26 décembre 1879).

Ces lésions inflammatoires sont certainement très intéressantes en elles-mêmes, mais ce sont des lésions *secondaires*, consécutives aux congestions répétées, aux irritations que l'impaludisme détermine dans les différents organes; par suite, lorsqu'on se propose de rechercher les altérations qui relèvent directement de l'impaludisme, il faut leur attribuer beaucoup moins d'importance qu'aux lésions qui s'observent à la suite des accès pernicieux.

Comme preuve de l'uniformité des lésions dans les formes aiguës de l'impaludisme et de l'importance du rôle que jouent les éléments pigmentés du sang, j'ai cru devoir publier les observations suivantes qu'il m'aurait été facile de multiplier.

OBSERVATION I

M..., soldat au 3ᵉ bataillon d'Afrique, entre à l'hôpital militaire de Biskra le 6 octobre 1878. Le malade a eu plusieurs
accès de fièvre bien caractérisés avant son entrée à l'hôpital ;
le 6 octobre, accès très fort, prostration très marquée. Je
prescris 1 gramme de sulfate de quinine, puis, le malade ayant
vomi la solution de sulfate de quinine, un quart de lavement
avec 4 grammes de sulfate de quinine. Jusqu'au 10 octobre
le malade prend 0ᵍʳ,80 de sulfate de quinine par jour, la fièvr
ne se reproduit pas. Le 14 octobre le malade sort sur sa demande.

Le 19 octobre M... rentre à l'hôpital ; il se plaint de diarrhée. Le malade est amaigri, fortement anémié ; œdème des
membres inférieurs, souffle anémique au cœur et dans les
vaisseaux. Apyrexie.

Les jours suivants, la diarrhée persiste.

12 novembre. Un accès de fièvre. Le malade prend 0 ᵍʳ, 80
de sulfate de quinine.

13 novembre. Apyrexie le matin. A la contre-visite, je
trouve le malade dans le coma. La température axillaire est
de 39°, 2, le pouls, assez fort, bat 112 fois à la minute.

J'interpelle en vain le malade, je n'obtiens aucune réponse ;
en piquant ou en pinçant fortement la peau des membres, on
détermine quelques mouvements de retrait qui ne sont probablement que des mouvements réflexes.

A 3 heures du soir, j'injecte dans le tissu cellulaire sous-
cutané 1 gramme de chlorhydrate de quinine.

A 5 h. 30 du soir, le malade a repris connaissance, il est
très faible, très abattu.

14 novembre. A la visite du matin, le malade a toute sa connaissance ; apyrexie. Sulfate de quinine 1 gramme.

A 10 h. du matin, le malade accuse des frissonnements, et
à 3 heures je le trouve comme la veille dans le coma. La
température axillaire est seulement de 38° ,7, le pouls est

variable; respiration stertoreuse. Insensibilité complète.

J'injecte, comme la veille, 1 gramme de chlorhydrate de quinine, mais cette fois le coma ne se dissipe pas, le malade meurt le 15 novembre, à 5 heures du matin.

Autopsie faite le 15 novembre à 2 heures du soir.

La peau a une pâleur cireuse ; œdème des membres inférieurs.

Abdomen. — Le péritoine renferme un litre environ de sérosité citrine ; il n'y a pas trace, du reste, de péritonite.

La rate est très volumineuse, elle pèse 730 grammes, sa consistance est diminuée ; teinte ardoisée très marquée.

Le foie a son volume normal, il présente une teinte brune très foncée ; la vésicule biliaire renferme de la bile d'un jaune très pâle, en petite quantité.

Reins : leur volume est normal ; la substance corticale est très pâle.

Intestins : Le gros intestin présente des lésions attestant l'existence d'une dysenterie antérieure, en voie de guérison ; il existe, de distance en distance, des rétrécissements produits par des brides fibreuses cicatricielles ; la muqueuse du gros intestin présente, en outre, dans toute son étendue, des taches noirâtres qui paraissent correspondre aux follicules isolés précédemment ulcérés. On trouve encore quelques petites ulcérations en voie de réparation.

L'intestin grêle est parfaitement sain, il n'existe aucune altération des plaques de Peyer.

L'estomac est petit, rétracté ; la muqueuse stomacale présente sur plusieurs points une hyperhémie très marquée.

Thorax. — Sérosité citrine en petite quantité dans le péricarde, qui est sain d'ailleurs.

Le myocarde ne paraît pas altéré, le cœur droit renferme quelques caillots mous ; les orifices du cœur sont à l'état sain.

Quelques adhérences pleurales qui se laissent facilement déchirer. Les poumons présentent, à un degré très marqué, les lésions de la congestion hypostatique.

Crâne. — Pas d'altérations des méninges. La substance grise des circonvolutions cérébrales a une teinte d'un gris ardoisé beaucoup plus foncée qu'à l'état normal ; cette teinte est uniforme, elle se rencontre aussi bien à la base du cerveau qu'à la convexité. La substance cérébrale a d'ailleurs sa consistance normale. Pas d'épanchement abondant dans les ventricules.

Le bulbe paraît être à l'état sain.

Les *muscles* (grands droits de l'abdomen, psoas, etc.) ont une couleur et une consistance normales.

EXAMEN HISTOLOGIQUE

A. *Rate.* — Des fragments de la rate sont durcis par le procédé ordinaire (alcool, acide picrique, solution de gomme et alcool), puis des coupes sont pratiquées, colorées par le picro-carmin et montées dans la glycérine. On distingue sur les coupes de la rate un grand nombre d'éléments pigmentés qui siègent soit au niveau des orifices vasculaires, soit dans la pulpe splénique ; il est du reste assez difficile, sur beaucoup de points, de distinguer les limites des vaisseaux sanguins et de la pulpe splénique ; l'endothélium vasculaire s'est détaché et les éléments lymphoïdes paraissent avoir envahi la lumière des vaisseaux, tandis qu'au milieu même de la pulpe splénique on trouve des globules rouges du sang. Les éléments pigmentés ont respecté presque complètement le tissu lymphoïde qui entoure les artérioles de la rate ; il est facile de s'assurer, en recherchant des coupes longitudinales des artérioles, que ce tissu est disposé sous forme de *gaines* sur toute la longueur des artérioles. Les éléments pigmentés ont un volume assez variable, bon nombre se rapprochent des leucocytes par leurs dimensions, d'autres ont trois ou quatre fois au moins le volume des leucocytes. Les grains de pigment qu'ils renferment sont régulièrement arrondis, bien isolés les uns des autres, ou bien rapprochés et confondus en une même masse noirâtre.

B. *Foie* (même procédé d'examen que pour la rate). — Les capillaires sanguins un peu dilatés renferment, au milieu des éléments normaux du sang, un grand nombre de corps pigmentés analogues à ceux de la rate. En dehors des vaisseaux, on ne trouve aucun de ces corps pigmentés.

Les cellules hépatiques ne paraissent pas altérées, non plus que le tissu conjonctif.

C. *Cerveau.* — Des morceaux des circonvolutions frontale et pariétale ascendantes sont durcis dans une solution faible d'acide chromique, puis des coupes sont pratiquées, colorées au picrocarmin et montées dans le baume de Canada. Les petits vaisseaux renferment des éléments pigmentés en assez grand nombre ; on ne distingue sur les coupes montées dans le baume de Canada que les grains de pigment qui sont arrondis, de volume à peu près égal, disséminés sous forme d'un piqueté noir assez régulier ou plus rarement groupés et formant tas. Aucun grain de pigment ne se rencontre en dehors des vaisseaux.

Les autres éléments du cerveau ne présentent aucune altération notable.

D. *Myocarde.* — Coupes faites après durcissement par le procédé ordinaire. Les coupes sont colorées au picrocarmin et montées dans la glycérine. Les fibres du cœur sont régulièrement striées. La seule altération consiste dans la présence d'éléments pigmentés dans les petits vaisseaux.

E. *Muscles* (grands droits de l'abdomen et psoas). — Fibres dissociées à l'état frais ou après un séjour de quelques heures dans l'alcool. Quelques fibres ont subi la dégénérescence granulo-vitreuse ; les fibres malades sont, du reste, en très petit nombre relativement aux fibres saines, présentant la striation régulière. Les petits vaisseaux qui se trouvent au milieu des fibres dissociées renferment des éléments pigmentés en grand nombre.

OBSERVATION II

B..., détenu militaire employé dans un atelier de travaux publics, âgé de vingt et un ans, entre à l'hôpital militaire de Constantine le 13 septembre 1880, il meurt le 20 septembre à 6 heures du matin, après avoir présenté tous les symptômes d'une fièvre pernicieuse à forme comateuse.

Autopsie faite le 21 septembre 1880 à 8 heures 30 minutes du matin.

Le cadavre est celui d'un homme bien conformé, mais amaigri et profondément anémié ; pas d'œdème.

Abdomen. — Péritoine sain, pas d'épanchement. Les intestins sont petits, rétractés, presque complètement vides ; on y trouve trois lombrics. Aucune altération de la muqueuse, les plaques de Peyer notamment sont intactes.

La rate est volumineuse, elle pèse 850 grammes ; elle est diffluente et présente une teinte ardoisée caractéristique ; pas de périsplénite, pas d'adhérences.

Le foie pèse 1900 grammes, sa consistance est diminuée ; coloration ardoisée caractéristique.

Les reins ne paraissent pas altérés, ils présentent leur coloration normale.

Thorax. — Péricarde sain. Le myocarde a sa consistance et sa couleur normales. Endocarde sain, pas de lésions valvulaires. Le ventricule et l'oreillette droits renferment quelques caillots mous rouges ou ambrés.

Plèvres saines, pas d'adhérences. Les poumons ne s'affaissent que très incomplètement après avoir été retirés de la cage thoracique ; congestion hypostatique.

Crâne. — Les méninges sont saines. La substance grise des circonvolutions a une teinte violacée, hortensia, très caractéristique. Les noyaux centraux ne paraissent pas altérés ; pas d'épanchement dans les ventricules.

Le bulbe a son aspect normal.

Les *muscles* grands droits de l'abdomen, psoas, etc., ne paraissent pas altérés à l'œil nu.

EXAMEN HISTOLOGIQUE

A. *Rate.* — Des fragments de la rate sont durcis par le procédé ordinaire (alcool, acide picrique, gomme et alcool), puis des coupes sont pratiquées, colorées par le picrocarmin et montées dans la glycérine. On constate sur les coupes un grand nombre d'éléments pigmentés dont il est difficile d'apprécier la forme et les dimensions exactes. Le pigment se présente sous forme de granulations noirâtres, arrondies, de volume assez variable. Les éléments pigmentés se trouvent aussi bien au milieu de la pulpe splénique que dans les veinules, mais ils ne s'observent que très rarement dans les gaines de tissu lymphoïde qui accompagnent les artérioles (corpuscules de Malpighi). Le tissu conjonctif de la rate n'est pas épaissi.

B. *Foie* (même procédé de préparation que pour la rate). — On trouve dans les capillaires sanguins un grand nombre d'éléments pigmentés ; ces éléments, dont la forme est très irrégulière ont en moyenne les dimensions des leucocytes, mais quelques-uns sont beaucoup plus volumineux ; les grains de pigment sont disposés le plus souvent à la circonférence. En dehors des vaisseaux sanguins on ne trouve aucun grain de pigment.

Les cellules hépatiques ne paraissent pas altérées. Au niveau des espaces triangulaires il y a souvent de petits foyers d'éléments embryonnaires.

C. *Reins* (même procédé de préparation que pour la rate et le foie). — On trouve dans les petits vaisseaux, notamment au niveau des glomérules, des éléments pigmentés, mais en beaucoup moins grand nombre que dans la rate et le foie.

D. *Poumons* (même procédé de préparation). — Tous les vaisseaux capillaires sont distendus par du sang ; au milieu des corpuscules rouges on distingue des éléments pigmentés en petit nombre. Un certain nombre d'alvéoles renferment du sang plus ou moins altéré, souvent réduit à l'état d'un magma granuleux. Pas de traces d'inflammation.

E. *Cœur*. — Des fragments des ventricules sont durcis par le procédé ordinaire, puis des coupes sont pratiquées, colorées au picrocarmin et montées dans la glycérine. Les fibres musculaires sont régulièrement striées, pas d'altération du tissu conjonctif. On trouve seulement çà et là dans les petits vaisseaux quelques éléments pigmentés.

F. *Cerveau*. — Des fragments du cerveau, pris notamment au niveau des circonvolutions motrices, sont durcis lentement dans une solution faible d'acide chromique, puis des coupes sont pratiquées, colorées à l'aide du carmin et montées dans le baume de Canada. La substance grise des circonvolutions présente sur ces coupes un aspect très remarquable : tous les petits vaisseaux sont indiqués par un piqueté noir, assez régulier, formé par des granulations arrondies presque toutes égales entre elles ; on dirait que les vaisseaux ont été injectés avec une substance transparente tenant en suspension un grand nombre de grains d'une substance noire (fig. 5, pl. I). Sur quelques points les grains noirs sont serrés les uns contre les autres et forment des taches plus ou moins larges. Sur quelques vaisseaux de plus gros calibre, dans lesquels le baume de Canada a produit une transparence moins parfaite que dans les capillaires, on peut s'assurer que les grains de pigment ne sont pas libres, mais renfermés dans des éléments arrondis analogues à ceux qui se rencontrent dans les autres organes : rate, foie, etc. Comme ces éléments ne sont pas colorés par le carmin et que leur transparence dans le baume de Canada est parfaite, on ne distingue, surtout dans les capillaires, que les grains de pigment et non les éléments qui les renferment.

Les petits vaisseaux de la substance blanche renferment également des grains de pigment en grand nombre ; mais comme ces vaisseaux sont beaucoup moins nombreux que dans la substance grise, il en résulte que l'aspect des coupes est moins remarquable qu'au niveau de la substance grise.

Le cerveau ne paraît pas altéré, du reste ; les grande cellules nerveuses des circonvolutions motrices sont à l'état sain. On ne trouve aucun grain de pigment en dehors des vaisseaux.

G. *Bulbe, moelle* (même procédé de préparation que pour le cerveau). — Les petits vaisseaux présentent le même aspect que dans le cerveau, ils sont marqués par un piqueté noir assez régulier, très remarquable. Il n'existe pas d'autre altération du bulbe ni de la moelle.

H. *Muscles.* — Des fragments des muscles psoas et grands droits de l'abdomen sont dissociés à l'état frais ou après un séjour de quelques heures dans l'alcool. Les fibres musculaires sont régulièrement striées. Les petits vaisseaux qui se trouvent au milieu des fibres dissociées, renferment des éléments pigmentés analogues à ceux de la rate et du foie.

OBSERVATION III

D..., âgé de vingt-deux ans, détenu militaire employé dans un atelier de travaux publics, entre à l'hôpital militaire de Constantine le 18 septembre 1880. Le malade meurt le 20 septembre à 7 heures du soir dans un accès pernicieux à forme comateuse.

Autopsie faite le 21 septembre à 8 heures 30 minutes du matin.

Le cadavre est celui d'un homme encore vigoureux, bien musclé, mais très anémié. Pas d'œdème des membres inférieurs.

Abdomen. — Péritoine sain. Pas d'ascite.

Intestins : Rien d'anormal, les plaques de Peyer notamment ne sont pas altérées.

Rate. — La rate, notablement augmentée de volume et de poids (elle pèse 600 grammes), a une teinte d'un gris brunâtre, ardoisée ; elle est ramollie à ce point qu'on a de la peine à la retirer de l'abdomen, les doigts enfoncent dans la pulpe splénique à la moindre pression.

Le foie est augmenté de volume, il pèse 2150 grammes ; sa consistance est diminuée ; il présente une teinte ardoisée caractéristique.

Les reins ne paraissent pas notablement altérés.

Thorax. — Péricarde sain. Le myocarde a une consistance et une coloration normales. Le ventricule gauche est un peu hypertrophié. Pas de lésions de l'endocarde ni des valvules. Le cœur droit renferme quelques caillots mous.

Les poumons sont volumineux, ils ne s'affaissent que très incomplètement au moment de l'ouverture du thorax ; il existe de la congestion hypostatique.

Crâne. — Les méninges ne présentent rien d'anormal.

La substance grise des circonvolutions cérébrales a une teinte violacée, hortensia ; le cerveau paraît plutôt anémié qu'hyperhémié. Pas d'épanchement dans les ventricules.

Le bulbe ne présente aucune altération notable.

Muscles. — Les muscles grands droits de l'abdomen, psoas, etc., ne paraissent pas altérés à l'œil nu.

EXAMEN HISTOLOGIQUE

Les procédés d'examen sont les mêmes que dans les observations précédentes.

A. *Rate.* — *a.* Examen des éléments frais, dissociés. La dissociation se fait naturellement, il suffit de prendre un peu de la boue splénique que l'on mélange à quelques gouttes de picrocarmin; le picrocarmin est ensuite remplacé par la glycérine. On trouve dans les préparations ainsi faites : des cellules lymphoïdes en grand nombre, des globules rouges du sang, des cellules endothéliales allongées caractéristiques de l'endothélium des veines spléniques, enfin de nombreux éléments pigmentés plus ou moins déformés et du pigment libre.

b. Examen des coupes de la rate après durcissement.

On constate sur ces coupes l'existence d'un grand nombre d'éléments pigmentés qui se trouvent soit au niveau des orifices vasculaires, soit dans la pulpe splénique. La rate est fortement congestionnée et au milieu même de la pulpe splénique on trouve des traînées de corpuscules rouges du sang. Les gaines de tissu lymphoïde qui accompagnent les artérioles ne renferment qu'un très petit nombre d'éléments pigmentés.

B. *Foie.* — Les capillaires sanguins renferment un grand nombre d'éléments pigmentés dont il est très difficile de déterminer la forme exacte sur les coupes faites après durcissement. On ne distingue guère que des grains de pigment arrondis, groupés en nombre variable dans des éléments qui ont en moyenne le volume de leucocytes. En dehors des vaisseaux, qui sont dilatés, il n'existe aucun élément pigmenté, aucun grain de pigment. Les cellules hépatiques ne sont pas altérées ; le tissu conjonctif du foie et les espaces triangulaires sont à l'état sain.

C. *Reins.* — On distingue dans les petits vaisseaux, notamment au niveau des glomérules, des éléments pigmentés en beaucoup moins grand nombre que dans la foie. Pas d'altérations de l'épithélium des tubuli, ni du tissu conjonctif.

D. *Poumons.* — Sur les points examinés qui correspondent aux parties congestionnées, on constate qu'un grand nombre d'alvéoles renferment des amas granuleux au milieu desquels on distingue des corpuscules rouges du sang, des cellules endothéliales desquamées, enfin quelques éléments pigmentés; dans d'autres alvéoles on trouve des cellules jeunes et des tractus fibrineux qui indiquent évidemment un processus inflammatoire. Les parois interalvéolaires sont un peu épaissies par suite de la réplétion des capillaires qui renferment des éléments pigmentés en assez grand nombre.

La présence de quelques-uns de ces éléments dans l'intérieur des alvéoles implique la possibilité de les retrouver pendant la vie dans les crachats.

E. *Cœur.* — Les fibres musculaires du cœur sont régulièrement striées ; rien d'anormal.

F. *Cerveau.* — Coupes faites au niveau des circonvolutions motrices. Les petits vaisseaux renferment un grand nombre de grains de pigment, noirâtres, à peu près égaux entre eux, formant un piqueté noir assez régulier. Sur certains points, les grains de pigment sont agglomérés en nombre plus ou moins considérable. En dehors des vaisseaux sanguins on ne trouve pas trace des corps pigmentés. Les cellules cérébrales ne paraissent pas altérées, non plus que les autres éléments constitutifs du cerveau.

G. *Bulbe, moelle.* — Les petits vaisseaux du bulbe et de la moelle renferment, comme ceux du cerveau, un grand nombre de grains de pigment; il n'existe pas d'autre altération; les cellules nerveuses, la névroglie sont à l'état sain.

H. *Muscles grands droits de l'abdomen, psoas.* — Les fibres musculaires sont régulièrement striées; les petits vaisseaux qui se trouvent au milieu des fibres musculaires dissociées renferment des éléments pigmentés.

OBSERVATION IV

D..., âgé de vingt-sept ans, gendarme, est apporté à l'hôpital militaire de Constantine le 27 septembre 1880. Le malade est plongé dans le coma au moment de son entrée à l'hôpital et l'on n'a aucun renseignement sur les débuts et la marche de la maladie. Le diagnostic de fièvre pernicieuse à forme comateuse est porté. Le sulfate de quinine est administré à forte dose à l'intérieur, et l'on fait à plusieurs reprises des injections hypodermiques de chlorhydrate de quinine. Le malade ne reprend pas connaissance, il meurt dans le coma le 28 septembre à 6 heures du matin.

Autopsie faite le 28 septembre à 3 heures 30 minutes du soir. Le cadavre est celui d'un homme bien constitué, un peu amaigri. Teinte subictérique de la peau et des sclérotiques ; pas d'œdème.

Abdomen. — Pas d'épanchement dans le péritoine. Les intestins sont à l'état sain ; il n'existe notamment aucune altération des plaques de Peyer.

La rate est très volumineuse, elle pèse 700 grammes environ ; la pulpe splénique est ramollie mais non réduite en bouillie, comme il arrive souvent dans ces cas ; elle a la teinte ardoisée caractéristique.

Le foie est augmenté de volume, il pèse 2125 grammes ; le parenchyme hépatique, plus friable qu'à l'état normal, a la teinte ardoisée caractéristique. La vésicule biliaire renferme une bile très épaisse, très foncée en couleur, semblable à du raisiné.

Les reins ne paraissent pas altérés.

Thorax. — Péricarde sain, renfermant une petite quantité de sérosité citrine. Le myocarde et l'endocarde ne paraissent pas altérés. On trouve dans le cœur droit quelques caillots mous.

Les plèvres sont saines ; les poumons présentent les lésions de la congestion hypostatique.

Crâne. — Les méninges sont saines. La substance corticale présente une teinte violacée, hortensia, très caractéristique.

Cette teinte violacée se retrouve dans les noyaux gris centraux, quoique à un moindre degré. La substance blanche du cerveau a son aspect normal.

Pas d'autre altération du cerveau ni du bulbe.

Muscles grands droits de l'abdomen, psoas, etc. — L'aspect de ces muscles est normal.

EXAMEN HISTOLOGIQUE

Les procédés d'examen sont les mêmes que dans les observations précédentes.

A. *Sang pris dans le cœur examiné à l'état frais*. — On trouve au milieu des éléments normaux du sang, du pigment libre, des éléments arrondis pigmentés plus ou moins déformés (*b*, *b'*, *b"*, fig. 2, pl. 1), et aussi quelques éléments allongés, effilés à leurs extrémités, pigmentés à leur partie moyenne (*a*, *a'*, même figure).

B. *Rate*. — Sur les coupes faites après durcissement on constate l'existence de nombreux éléments pigmentés qui siègent soit dans les vaisseaux, soit au milieu de la pulpe splénique; les parties qui correspondent aux gaines de tissu lymphoïde des artérioles sont seules épargnées par cette infiltration d'éléments pigmentés, et par suite elles se détachent sur les coupes beaucoup mieux qu'à l'état normal. Les éléments pigmentés sont généralement sphériques; le pigment est disposé à la circonférence de ces éléments sous forme de grains noirâtres, arrondis, de volume assez variable. Dans un certain nombre d'éléments les grains de pigment sont si volumineux, qu'ils se touchent et paraissent au premier abord former une masse unique.

C. *Foie*. — Les capillaires renferment des éléments pigmentés en assez grand nombre; les cellules hépatiques ne paraissent pas notablement altérées. Au niveau des espaces triangulaires, on trouve souvent de petits amas d'éléments embryonnaires.

D. *Reins*. — Les petits vaisseaux, surtout ceux des glomérules, renferment des éléments pigmentés en assez grand nombre. L'épithélium des tubuli ne paraît pas malade, non plus que le tissu conjonctif.

E. *Cœur*. — Les fibres musculaires sont régulièrement striées ; les petits vaisseaux renferment des éléments pigmentés.

F. *Cerveau*. — Coupes faites au niveau des circonvolutions motrices. Les capillaires renferment un grand nombre de grains de pigment qui sont disséminés d'une façon assez régulière ou bien agglomérés. Les cellules nerveuses et la névroglie sont à l'état sain.

G. *Bulbe*. — Les capillaires renferment, comme ceux du cerveau, un grand nombre d'éléments pigmentés ; les grains de pigment sont seuls apparents sur les coupes montées dans le baume de Canada. Les autres éléments du bulbe sont à l'état sain.

H. *Muscle grands droits de l'abdomen, psoas*. — Les fibres musculaires présentent la striation régulière.

CHAPITRE II

Description des éléments pigmentés trouvés dans le sang des malades
atteints de fièvre palustre. Différents aspects de ces éléments. —
Corps n° 1, n° 2 et n° 3. — Mode d'examen du sang.

L'anatomie pathologique démontre, ainsi que
nous venons de le voir, l'importance du rôle joué par
les éléments pigmentés dans l'impaludisme, mais là
s'arrêtent ses enseignements ; pour arriver à connaître la véritable nature des éléments pigmentés,
il faut étudier ces corps non plus sur le cadavre, mais
sur le vivant, dans le sang des individus atteints de
fièvre palustre.

Lorsqu'on examine au microscope, à l'aide d'un
grossissement suffisant (400 à 500 diamètres), le sang
d'un malade atteint de fièvre palustre et n'ayant pas
pris de sulfate de quinine depuis quelque temps, au
moins à forte dose, on y découvre fréquemment des
éléments pigmentés très caractéristiques que je
décrirai sous les noms de corps n° 1, n° 2 et n° 3.

Corps n° 1. — Ce sont des éléments allongés, plus ou
moins effilés à leurs extrémités, souvent incurvés en

croissant (A, A', fig. 1, pl. II); quelquefois de forme ovalaire (B, même figure). La longueur de ces corps est de 8 à 9 millièmes de millimètre, leur largeur de 3 millièmes de millimètre en moyenne. Les contours sont indiqués par une ligne très fine; le corps est transparent, incolore, sauf vers la partie moyenne où il existe une tache noirâtre constituée par une série de granulations arrondies, noirâtres ou plutôt d'un rouge feu très sombre. Par exception, la tache pigmentaire peut être située à une des extrémités des corps n° 1 et non à la partie moyenne. Les grains de pigment affectent assez souvent une disposition régulière, en couronne, que nous retrouverons dans les corps n° 2. Sur ceux des corps n° 1 qui sont incurvés, on aperçoit fréquemment du côté de la concavité une ligne pâle, courbe, qui relie les extrémités du croissant; cette ligne est indiquée pour le corps A (fig. 1, pl. II).

Dans les préparations de sang traitées par l'acide osmique (solution à $\frac{1}{300}$) et conservées dans la glycérine picrocarminatée, on constate que les corps n° 1 présentent un double contour (C, fig. 1, pl. II), et que la partie centrale prend une teinte rose beaucoup plus pâle que celle que prennent les leucocytes dans la même préparation.

Les corps n° 1 ne paraissent pas doués de mouvement; quand leur forme se modifie, c'est d'une façon très lente.

Corps n° 2. — Ces corps se présentent sous plusieurs

aspects, suivant qu'ils sont à l'état de repos ou en mouvement.

A l'état de repos on distingue un corps sphérique, transparent, à contours très fins, dont le diamètre est de 6 millièmes de millimètre en moyenne, quelquefois un peu plus grand, supérieur même au diamètre des globules rouges. Dans l'intérieur de ce corps (A, fig. 2, pl. II) se trouvent des grains de pigment arrondis, égaux entre eux, qui affectent d'ordinaire une disposition assez régulière en couronne, on dirait un collier de perles noires ou plutôt d'un rouge très sombre.

A l'état de mouvement on aperçoit, autour du corps sphérique et pigmenté, des filaments très fins et tranparents qui sont animés de mouvements rapides dans tous les sens ; on ne peut mieux comparer les mouvements de ces filaments qu'à ceux d'anguillules dont une des extrémités serait fixée dans l'intérieur de l'élément sphérique. Ces filaments impriment aux globules rouges du sang les plus voisins des mouvements très variés et très faciles à constater. La longueur des filaments ou appendices mobiles des corps n° 2 peut être évaluée à trois ou quatre fois le diamètre d'un globule rouge ; leur nombre, pour chaque corps n° 2, m'a paru être de trois à quatre ; il est peut-être plus grand, car on n'aperçoit que les filaments qui s'agitent, et même, parmi ceux-ci, on ne peut voir que ceux qui sont exactement au point. Tantôt les filaments mobiles sont étalés d'une façon assez symétrique (B, fig. 2, pl. II), tantôt ils sont groupés d'un seul côté (B', même figure). L'extrémité libre des filaments mobiles est renflée, ainsi que cela est indiqué pour les appendices des corps B et B'(fig. 2, pl. II); les renflements terminaux ne sont visibles que quand ils sont exactement au point, et il n'arrive presque jamais qu'ils y soient tous en même temps.

Pendant que ces filaments s'agitent, le corps sphérique sur lequel ils paraissent s'insérer subit un mouvement oscillatoire plus ou moins rapide, quelquefois même il est animé d'un mouvement de translation; presque toujours le corps n° 2 s'agite sur place, et l'on peut l'examiner pendant des heures entières sans qu'il soit besoin de faire mouvoir la préparation pour le maintenir dans le champ.

Tantôt les granulations pigmentaires restent immobiles dans l'intérieur du corps n° 2, pendant que les filaments s'agitent; tantôt ces granulations sont animées elles-mêmes de mouvements très vifs à l'intérieur des corps n° 2.

J'ai vu plusieurs fois les mouvements des filaments mobiles persister pendant trois ou quatre heures; en général, ils disparaissent beaucoup plus rapidement. A l'instant même où les mouvements des filaments s'arrêtent, ces filaments deviennent invisibles; les particules pigmentaires sont souvent agitées à ce moment de mouvements plus ou moins vifs et leur disposition devient très irrégulière.

Les corps n° 2 changent souvent de forme pendant

qu'on les observe : ils s'allongent, s'étalent, puis re-prennent leur forme sphérique. La figure 7 de la planche II représente les différents aspects d'un corps n° 2 avec filaments mobiles, dessiné le 1er décembre 1880 : 1° à 3 heures du soir (A), 2° à 3 heures 15 minutes (B), 3° à 3 heures et demie (C), 4° à 3 heures 35 minutes (D) ; on voit que ces derniers mouvements ressemblent beaucoup aux mouvements amiboïdes, ils se produisent sans qu'il soit nécessaire d'employer la platine chauffante, c'est-à-dire dans des conditions où l'on n'observe pas de mouvements amiboïdes dans les leucocytes du sang de l'homme.

Il m'est arrivé plusieurs fois, pendant que j'examinais des corps n° 2 en mouvement, de voir un des filaments périphériques se détacher du corps pigmenté et continuer à se mouvoir au milieu des globules rouges en leur imprimant des mouvements très faciles à constater ; un de ces filaments libres est représenté en C (fig. 2, pl. II).

J'ai rencontré aussi plusieurs fois dans les préparations de sang des malades atteints de fièvre palustre, des corps sphériques plus grands que les corps n° 2, dans l'intérieur desquels on distinguait des granulations pigmentaires animées d'un mouvement très vif assez analogue au mouvement brownien ; ces corps ne présentaient pas de filaments périphériques (D, fig. 2, pl. II).

Dans les préparations de sang traitées par la solution d'acide osmique à 1/300 et conservées dans la

glycérine picrocarminatée, on constate que les corps
n° 2 présentent un double contour (E, fig. 2, pl. II)
et une partie centrale très légèrement teintée en
rose, tandis que les leucocytes se colorent en rose
vif; les filaments périphériques ne sont pas visibles.

Corps n° 3. — La forme primitive de ces corps est
sphérique, mais ils peuvent subir les déformations les
plus variées; la figure 3 (planche II) montre quelques-uns des aspects sous lesquels se présentent ces
éléments. Les corps n° 3 sont légèrement granuleux,
immobiles, sans filaments périphériques apparents;
leur diamètre est supérieur à celui des corps n° 2
(8 à 10 millièmes de millimètre). A l'intérieur de ces
corps on aperçoit des grains de pigment dont la disposition rappelle celle du pigment des corps n° 2
(*a*, fig. 3). Souvent aussi ces grains de pigment sont
disposés sans ordre apparent et en nombre très variable.

Les corps n° 3 renferment quelquefois des grains
de pigment rouge feu, régulièrement arrondis, beaucoup plus gros que ceux des corps n° 2; ces gros grains
de pigment se trouvent aussi à l'état de liberté dans
le sang. Il est probable que ce sont là les débris de
corps analogues aux corps n° 2, mais ayant pris dans
la rate ou dans le foie un accroissement qui ne leur
permet plus de circuler librement dans le sang à
l'état d'intégrité.

Les corps n° 3 ne se colorent pas par le carmin, ou

du moins ils se colorent beaucoup plus difficilement que les leucocytes.

Outre les corps n° 1, n° 2 et n° 3, on trouve souvent dans les préparations du sang des malades atteints de fièvre palustre, de petits corps brillants, arrondis, mobiles, sans caractère spécifique, et des grains de pigment rouge feu ou bleu clair libres.

Le pigment bleu paraît résulter d'une transformation du pigment rouge feu; il m'est arrivé de rencontrer des corps n° 3 dans lesquels un des grains de pigment était bleu, tandis que les autres avaient conservé leur teinte normale. Lorsque le pigment bleu a perdu sa forme de grains réguliers, sphériques, il est très difficile de le distinguer des particules bleues provenant des objets environnants, qui s'introduisent souvent dans les préparations.

J'ai recherché les corps n° 1, n° 2 et n° 3 dans le sang d'un grand nombre de malades atteints d'affections variées, mais étrangères à l'impaludisme, et je n'ai jamais trouvé aucun de ces corps dans le sang de ces malades.

Mode d'examen du sang. — Dans tout le cours de ces recherches je me suis conformé aux règles suivantes pour l'examen du sang :

Les lamelles porte-objet et couvre-objet sont lavées dans l'alcool ainsi que le doigt du malade sur lequel on se dispose à pratiquer une piqûre, et l'épingle qui doit servir à faire cette piqûre.

La goutte de sang qui sort par la piqûre et qui doit être de moyen volume, est déposée sur la lamelle porte-objet (il suffit pour cela de renverser la main du malade et d'approcher la lamelle au contact de la goutte de sang), puis recouverte immédiatement avec la lamelle couvre-objet préparée à cet effet. Pour que le sang s'étende bien, sans interposition de bulles d'air, il est bon de déposer avec l'haleine une légère buée à la surface de la lamelle couvre-objet au moment où on l'applique sur la goutte de sang.

La préparation est bordée à la paraffine.

Un grossissement de 400 à 500 diamètres suffit pour observer tous les détails des corps n° 1, n° 2 et n° 3 signalés plus haut; je me suis servi en général de l'oculaire n° 2 et de l'objectif n° 7 de Verick; j'ai aussi fait usage de l'objectif 10 à immersion qui n'est pas indispensable pour cette étude.

Le sang a toujours été examiné pur, sans être mélangé à aucun liquide.

Lorsqu'on procède à l'examen du sang dès que la préparation est terminée, on n'observe pas en général les mouvements des filaments périphériques des corps n° 2; ces mouvements s'arrêtent, probablement sous l'influence du refroidissement que subit le sang en passant des vaisseaux sur la lamelle de verre; peut-être éviterait-on cet inconvénient en se servant d'une platine chauffante. Au bout d'un quart d'heure ou d'une demi-heure les mouvements des filaments reparaissent; à ce moment les corps n° 1, n° 2 et n° 3

deviennent aussi plus faciles à examiner, leur adhé-
rence aux globules rouges paraît moins grande que
dans les premiers instants, et ils s'isolent davantage.
Avec un peu d'habitude on arrive à découvrir les corps
n° 1 et n° 2 au milieu même des globules rouges ; les
granulations pigmentaires servent de points de repère.

Les préparations faites comme il vient d'être dit ne
se conservent pas, les unes se dessèchent malgré la
paraffine, les autres se remplissent de champignons.
Les préparations de sang desséchées deviennent très
transparentes ; on aperçoit toujours les granulations
pigmentaires, mais les corps qui les renferment sont
méconnaissables.

Le procédé suivant donne d'assez bons résultats :
une goutte de sang est mélangée sur la lamelle porte-
objet à une goutte d'une solution d'acide osmique à
1/300, on recouvre avec la lamelle couvre-objet, puis
on fait arriver lentement entre les lamelles, de la
glycérine mélangée à un peu de picrocarmin. Les
corps n° 1, n° 2 et n° 3 conservent assez bien l'aspect
qu'ils ont dans le sang frais ; on constate cependant
dans ces conditions l'existence d'un double contour
qui n'est pas visible sur les éléments à l'état frais, et
la partie centrale située en dedans du double contour
prend une teinte d'un rose très pâle, bien différente du
reste, de la teinte d'un rose vif que prennent les leucocytes renfermés dans la même préparation. Malheureusement les filaments mobiles des corps n° 2 ne
deviennent pas apparents.

J'ai essayé sans succès de colorer les éléments pigmentés à l'aide de la purpurine. La matière colo-
rante se précipite avec l'albumine du sang qui est
coagulée par l'alcool et ce précipité gêne beaucoup
l'examen. L'eau iodée ne donne également que des
résultats peu satisfaisants ; les corps n° 1 et n° 2 ne se
colorent pas et par suite les filaments périphériques
des corps n° 2 ne deviennent pas visibles.

L'éosine soluble dans l'eau colore mal les corps
n° 1 et n° 2, les filaments des corps n° 2 ne deviennent
pas visibles ; les corpuscules rouges du sang prennent
cependant dans ces préparations une belle teinte
rose.

CHAPITRE III

Rapports des corps n° 1, n° 2 et n° 3, entre eux et avec les éléments
pigmentés trouvés sur le cadavre.

Malgré les différences d'aspect, de dimensions et
de forme qui les caractérisent, les corps n° 1, n° 2
et n° 3 ont un certain air de famille, si j'ose ainsi
dire, qui donne à penser, à priori, qu'il s'agit seulement de différents états des mêmes éléments. La
présence des granulations pigmentaires dans les
corps n° 1, n° 2 et n° 3 et la coexistence fréquente de
ces trois espèces de corps dans le sang des mêmes
malades, plaident fortement en faveur de cette inter-
prétation; il est du reste facile de constater directement que les corps n° 2 avec filaments mobiles
ne sont qu'un état des corps n° 2, et que les corps
n° 3 résultent d'une transformation des corps n° 2.

Sur une préparation de sang qui vient d'être faite
on cherche un corps n° 2 bien isolé, immobile,
sans filaments périphériques apparents; on fixe la
préparation sur la platine du microscope de façon
que le corps n° 2 se trouve au centre du champ,

et l'on examine ce corps toutes les cinq minutes par exemple. En général, on ne tarde pas à constater que l'élément est devenu mobile, et quelquefois on est assez heureux pour observer le corps n° 2 au moment même où il passe de l'état de repos à l'état de mouvement; en même temps les filaments périphériques deviennent apparents. Si ces filaments ne sont pas apparents au repos, cela tient à ce qu'ils sont très fins et très transparents; leur réfringence diffère trop peu de celle du sérum sanguin; c'est ainsi qu'une baguette de verre devient invisible quand elle est plongée dans le baume de Canada. A l'état de mouvement la réfringence des filaments mobiles est probablement légèrement modifiée; de plus, les déplacements que ces filaments impriment au corps pigmenté sur lequel ils s'insèrent et aux corpuscules du sang les plus voisins, rendent leur constatation très facile.

On peut s'assurer par le même procédé que les corps n° 3 résultent d'une transformation des corps n° 2. Dans une préparation de sang frais on cherche un corps n° 2 muni de ses filaments mobiles et bien *vivant;* on fixe la préparation sur la platine du microscope et l'on procède toutes les cinq ou dix minutes à l'examen du corps mis en observation. Au bout d'un espace de temps qui varie de quelques minutes à quelques heures, on constate que les mouvements des filaments deviennent moins vifs, puis qu'ils s'arrêtent et que, dès ce moment même, il devient impossible de distinguer ces filaments. En même temps le corps pigmenté paraît s'étaler, son diamètre augmente; les grains de pigment s'agitent parfois pendant quelques instants à l'intérieur, puis ils deviennent eux-mêmes immobiles et ils se disposent tantôt irrégulièrement, tantôt de façon à rappeler la disposition en couronne qu'ils avaient dans les corps n° 2; les grains de pigment sont seulement plus écartés. Si l'on prolonge davantage l'examen, on constate que l'élément se déforme de plus en plus et qu'il devient légèrement granuleux; les grains de pigment s'accumulent sur un point et finissent quelquefois par disparaître à l'exception d'un ou de deux.

La figure 4 (pl. II) représente un corps n° 2 vu : 1° à 9 heures du matin (A), on constate l'existence des filaments mobiles; 2° à 9 heures 30 minutes du matin (B), les filaments sont devenus invisibles, les granulations pigmentaires se sont écartées les unes des autres en conservant leur disposition en couronne, l'aspect est celui d'un corps n° 3; 3° à 2 heures et demie du soir (C), l'aspect est celui des corps n° 3 déformés.

La figure 7 (pl. II) montre également les transformations successives d'un corps n° 2. Au bout de 35 minutes, le corps A muni de ses filaments mobiles a pris l'aspect figuré en D, c'est-à-dire que le corps n° 2 s'est transformé sous les yeux de l'observateur en corps n° 3.

Toutes les fois que j'ai répété cette expérience, je

suis arrivé au même résultat, aussi je crois pouvoir conclure que les corps n° 3 ne sont autres que les *cadavres* des corps n₀ 2

Nous avons vu dans le chapitre consacré à la description des corps n₀ 1, n₀ 2 et n° 3, que les éléments sphériques remplis de granulations pigmentaires mobiles qui s'observent, du reste, beaucoup plus rarement que les autres éléments, n'étaient très probablement qu'un des aspects des corps n° 2 ; nous avons vu aussi que les filaments mobiles qui se rencontrent parfois à l'état de liberté dans les préparations, se détachaient des corps n° 2.

Restent les corps n° 1 dont les rapports avec les corps n° 2 et n° 3 ne sont pas encore établis d'une façon certaine. Les corps n° 1 contenus dans des préparations de sang frais se déforment au bout de quelque temps, moins rapidement toutefois que les corps n° 2. Ils deviennent d'abord ovalaires, puis ils prennent une forme sphérique plus ou moins régulière, et leur aspect rappelle alors celui des corps n° 3. La figure 5 (pl. II) représente trois corps n° 1 observés le 29 novembre 1880 à 2 heures 15 minutes du soir. Ces trois corps se trouvaient en même temps dans le champ ; la préparation de sang fut fixée sur la platine du microscope, et le 30 novembre au matin les trois corps *a, a', a''*, avaient l'aspect des corps *b, b', b''* (fig. 6, pl. II).

On trouve souvent dans les préparations des corps ovalaires pigmentés qui paraissent être intermé-

diaires aux corps n° 1 et n° 2 ; je crois que les corps
n° 2 ne représentent qu'un degré plus avancé de
l'évolution des corps n° 1 ; mais je dois dire que je
n'ai pas réussi jusqu'ici à voir un corps n° 1 se
transformer en corps n° 2 muni de filaments
mobiles, bien qu'à plusieurs reprises l'observation
du même corps ait été prolongée pendant 36 et 48
heures. Il est probable que les corps n° 1 meurent
trop vite dans les préparations de sang, pour qu'ils
puissent continuer à se développer et se transformer
en corps n° 2.

Les corps n° 3, tels qu'ils résultent de la transformation des corps n° 2 après la mort de ces derniers
éléments, ont une évidente analogie avec les éléments pigmentés que l'on trouve dans le sang et
dans tous les organes des individus qui succombent
à des accès pernicieux. Il suffit, pour se convaincre
de cette analogie ou plutôt de cette identité, de comparer les éléments représentés dans la figure 3 de la
planche II aux éléments représentés dans la figure 1
de la planche I ; il n'y a aucune différence impor-
tante entre les éléments qui ont été trouvés dans
le sang pendant la vie, et qui résultent manifestement d'une transformation des corps n° 2, et les éléments qui ont été trouvés au milieu des éléments
dissociés de la rate (a, b, c, d, e, f, fig. 1, pl. I)
ou dans le sang recueilli sur le cadavre (b, b', b'',
fig. 2, pl. I). Les éléments pigmentés trouvés dans la
rate ou le foie ont souvent, il est vrai, un volume supé-

rieur à celui des corps n° 3 du sang vivant, et les
grains de pigment qu'ils renferment sont souvent
aussi plus volumineux que ceux de ces derniers;
mais, comme il s'agit de corps vivants et susceptibles
d'accroissement, ces différences, qui ne portent
que sur le volume, n'ont aucune importance; il est
probable que les corps n° 2 qui ont acquis tout leur
développement ne circulent plus facilement avec le
sang et qu'ils s'arrêtent dans les petits vaisseaux, notamment dans ceux de la rate ou du foie. Il faut
tenir compte aussi des déformations que les corps
n° 1, n° 2 et n° 3 subissent sur le cadavre; la mort
du malade entraîne rapidement celle des éléments
parasitaires renfermés dans les vaisseaux, probablement par suite du défaut d'oxygénation du sang. On
s'explique ainsi pourquoi il est rare de trouver sur
le cadavre des éléments analogues aux corps n° 1 ou
n° 2; ces éléments ont eu le temps de prendre
une forme sphérique plus ou moins régulière qui ne
permet plus de les distinguer des corps n° 3. J'ai
réussi cependant quelquefois à trouver dans le sang
pris sur le cadavre des éléments allongés (a, a', fig. 2,
pl. I) analogues aux corps n° 1. Lorsque les cadavres
ont subi un commencement de putréfaction, les
grains de pigment se dissolvent, se confondent et
donnent souvent aux éléments qui les contiennent
une teinte noire uniforme; les éléments ainsi trans-
formés ne paraissent plus avoir aucun lien de ressemblance avec les corps n° 2 ou n° 3.

En résumé, les éléments que j'ai désignés sous les noms de corps n° 1, n° 2 et n° 3, et qui ont été décrits plus haut, ne paraissent représenter que différentes phases de l'évolution des mêmes éléments parasitaires ; la transformation des corps n° 2 en corps n° 3 n'est pas douteuse, la transformation des corps n° 1 en corps n° 2 est très probable ; ces derniers éléments munis de leurs filaments mobiles représentent probablement le parasite à l'état de développement complet ; quant aux corps n° 3 ils ne sont que les résidus, les cadavres des éléments parasitaires, et leur identité avec les éléments pigmentés qui se trouvent en si grand nombre dans tous les organes des individus morts de fièvre pernicieuse ne paraît pas douteuse.

CHAPITRE IV

Conditions qui font varier le nombre et la nature des éléments parasitaires dans le sang des malades atteints de fièvre palustre. — Action du sulfate de quinine. — Observations.

Sur 60 malades atteints d'impaludisme à différents degrés, que j'ai examinés pendant les mois de novembre et de décembre 1880 et pendant le mois de janvier 1881 à l'hôpital militaire de Constantine, j'ai constaté 42 fois l'existence dans le sang des corps n° 1, n° 2 et n° 3.

Le chiffre des observations négatives paraît assez élevé au premier abord : 18 sur 60, mais un examen attentif des faits réduit de beaucoup l'importance de ce chiffre. Sur ces 18 malades, 14 avaient été soumis à un traitement prolongé par le sulfate de quinine au moment où l'examen du sang a été fait, et nous verrons plus loin que le sulfate de quinine exerce sur les éléments parasitaires du sang une action toxique incontestable; trois malades avaient eu antérieurement les fièvres, mais il n'y avait pas eu d'accès depuis quelque temps, et ils étaient entrés à l'hôpital pour des affections autres que la fièvre;

chez un seul malade qui venait d'avoir un accès de
fièvre et qui n'avait pas pris de sulfate de quinine depuis plusieurs jours, on peut dire que l'examen a été
vraiment négatif; encore faut-il considérer que, dans
ce cas, l'examen n'a été fait qu'une fois et qu'il n'a porté
que sur une goutte de sang; il est probable que s'il
avait été répété, il aurait révélé la présence de quelques éléments parasitaires. Les malades qui m'ont
servi pour ces recherches n'ont pas été choisis; j'ai
examiné tous les malades atteints de fièvre palustre
qui sont entrés dans mon service pendant les mois
de novembre et décembre 1880, et janvier 1881, et
tous ceux que mes collègues de l'hôpital militaire
de Constantine ont bien voulu m'envoyer; il se trouve
cependant que, en raison de l'époque où ces observations ont été faites, tous ces malades appartiennent
à une même catégorie, celle des *récidivistes*; aux
mois de novembre, décembre et janvier, il est bien rare
qu'on prenne la fièvre palustre en Algérie, mais les
récidives sont assez fréquentes pendant cette période,
et de fait, tous les malades que j'ai observés avaient
eu déjà une ou plusieurs atteintes antérieures de
fièvre, ce qui a peut-être influé sur les résultats auxquels je suis arrivé.

La présence d'éléments pigmentés dans le sang
des malades atteints de fièvre palustre a été signalée,
comme on sait, depuis longtemps, notamment par
Frerichs; d'après M. le Dr Kelsch, ces éléments se
retrouveraient dans le sang de *tous* les malades

atteints de fièvre palustre, au moment des paroxysmes, et le fait de leur présence ou de leur absence dans le sang pourrait même servir de base au diagnostic dans les cas douteux. (Kelsch, *Contribution à l'histoire des maladies palustres; de la mélanémie, in Arch. gén. de médecine*, 1880.) Les éléments pigmentés décrits par Frerichs et Kelsch comme des leucocytes mélanifères correspondent très certainement, au moins pour le plus grand nombre, aux éléments désignés dans ce travail sous le nom de corps nº 3 ; les faits cités par ces auteurs viennent donc à l'appui de ceux que j'ai observés, en témoignant, comme ces derniers, de la présence très commune, pour ne pas dire constante, dans le sang des malades atteints de fièvre palustre d'éléments pigmentés.

Le nombre des éléments pigmentés du sang varie beaucoup avec les malades, et chez un même malade avec les périodes de la maladie. Tantôt dans une préparation entière, faite comme il a été dit plus haut, on a de la peine à découvrir quelques corps nº 1, nº 2 ou nº 3 ; tantôt ces corps existent en si grand nombre dans le sang, qu'on en trouve trois ou quatre en même temps dans le champ du microscope, leur recherche ne présente dans ce cas aucune difficulté.

Le plus souvent les corps nº 1, nº 2 et nº 3 sont associés, en proportions variables, dans le sang des mêmes malades ; quelquefois cependant on ne trouve

que des corps appartenant à une des variétés; il est
rare de ne rencontrer que des corps n° 1 ou n° 2; il
arrive plus fréquemment que le sang ne renferme que
des corps n° 3.

Le tableau suivant, résumé de 92 examens du sang,
indique la fréquence relative des différentes combinaisons des corps n° 1, n° 2 et n° 3, que l'on peut rencontrer.

Les corps n° 1 ont été rencontrés seuls..............	8	fois
Les corps n° 2 —	4	—
Les corps n° 3 —	15	—
Les corps n° 1 et n° 2 ont été rencontrés ensemble...	21	—
Les corps n° 1 et n° 3 — ...	8	—
Les corps n° 2 et n° 3 — ...	10	—
Les corps n° 1, n° 2 et n° 3 — ...	26	—
	92	fois.

On voit que les combinaisons les plus fréquentes
sont : celle des corps n° 1, n° 2 et n° 3, qui ont été
rencontrés ensemble 26 fois, et celle des corps n° 1 et
n° 2, qui ont été rencontrés ensemble 21 fois.

Il était intéressant de savoir quelles modifications
se produisaient dans le nombre et dans les rapports
des éléments parasitaires avant, pendant et après les
paroxysmes fébriles, et quelle était l'action du sulfate
de quinine sur ces éléments.

Sur 28 malades dont le sang a été examiné pendant le paroxysme fébrile ou peu d'heures après, j'ai
trouvé :

Les corps n° 1 (seuls)........................	0	fois
Les corps n° 2 (seuls)...............................	1	—
Les corps n° 3 (seuls)...............................	9	—
Les corps n° 1 et n° 2		—
Les corps n° 1 et n° 3.............................	1	—
Les corps n° 2 et n° 3.............................	4	—
Les corps n° 1, n° 2, et n° 3.......................	7	—
Pas de corps n° 1, n° 2, ni n° 3...................	3	—

28 fois.

Ce qui ressort le plus manifestement de ce tableau, c'est la fréquence des corps n° 3 dans ces conditions ; ces corps ont été rencontrés en effet 21 fois sur 28 et 9 fois ils ont été trouvés seuls, à l'exclusion des corps n° 1 et n° 2. Les observations XII et XIV sont très intéressantes à ce point de vue ; nous voyons en effet que, même pendant des accès pernicieux ou immédiatement après, il a été impossible de trouver trace dans le sang des corps n° 1 et n° 2, il n'y avait que des corps n° 3. Il faut tenir compte, il est vrai, de cette circonstance que les malades prennent presque toujours du sulfate de quinine au moment des paroxysmes fébriles, et qu'ils en prennent à dose d'autant plus forte que les accès sont plus graves, plus inquiétants. J'ai cherché à éviter cette cause d'erreur en examinant autant que possible le sang avant de faire prendre le sulfate de quinine, et j'ai constaté également, dans ces conditions, la rareté relative des corps n° 1 et n° 2 pendant les paroxysmes fébriles et la fréquence des corps n° 3.

Les malades chez lesquels j'ai trouvé les corps n° 1 et n° 2 en grand nombre étaient tous atteints de fièvre intermittente rebelle, et depuis quelque temps ils n'avaient pas eu d'accès et n'avaient pas pris de sulfate de quinine, au moins à forte dose et d'une façon très suivie. C'est donc pendant les intervalles d'apyrexie qui séparent les rechutes de fièvre et chez les malades qui n'ont pas été soumis depuis quelque temps à la médication quinique qu'on a le plus de chances de trouver les corps n° 1 et les corps n° 2 munis de leurs filaments mobiles.

Lorsque l'examen du sang révèle l'existence de nombreux corps n° 2 munis de filaments mobiles, on peut prédire presque à coup sûr l'imminence d'une rechute. Les observations V, XXI, XXII, XXIV sont très probantes à cet égard. C'est aussi chez les malades menacés d'une rechute de fièvre que j'ai rencontré des filaments mobiles libres et des corps sphériques plus gros que les corps n° 2 et remplis de grains de pigment mobiles.

Observation V. — L'examen du sang fait le 25 novembre révèle l'existence de corps n° 1 et de corps n° 2 moins nombreux, mais plus gros que lors des précédents examens ; les granulations pigmentaires s'agitent très vivement à l'intérieur des corps n° 2 munis de filaments mobiles ; je constate la présence de filaments mobiles libres, et de corps sphériques plus gros que les corps n° 2 sans filaments mobiles apparents, remplis de grains de pigmnt mo biles. Le 26 novembre le malade a un accès de fièvre.

Observation XXI. — L'examen du sang fait le

28 novembre au matin révèle la présence des éléments suivants : corps n° 1 en assez grand nombre; corps n° 2 munis de filaments mobiles en grand nombre; corps sphériques plus gros que les corps n° 2 ordinaires, remplis de grains de pigment mobiles; corps n° 3. Le 29 novembre le malade a un fort accès de fièvre, la température axillaire monte à 41°, 2.

Observation XXII. — L'examen du sang fait le 12 décembre au matin révèle l'existence de corps n° 1 en grand nombre et de corps n° 2 également en grand nombre, munis de filaments mobiles; plusieurs de ces filaments mobiles se sont détachés des corps n° 2 et circulent en liberté au milieu des globules rouges. Le 16 et le 17 décembre le malade à des accès de fièvre.

Observation XXIV. — L'examen du sang fait le 24 janvier révèle l'existence des éléments suivants : corps n° 1 en grand nombre; corps n° 2, également en grand nombre, munis de filaments mobiles; corps sphériques plus grands que les corps n° 2 ordinaires, renfermant des grains de pigment agités d'un mouvement très rapide. Le 25 janvier le malade a un accès de fièvre.

Lorsqu'il ne reste dans le sang que des corps n° 1 sans aucun corps n° 2, on peut prévoir encore qu'il y aura rechute, mais après un laps de temps indéterminé, et parfois assez long.

L'action du sulfate de quinine sur les éléments parasitaires du sang n'est pas douteuse; on peut poser en règle générale que ces éléments diminuent rapidement de nombre et finissent par disparaître complètement chez tous les malades qui sont soumis à un traitement régulier et prolongé par le sulfate de quinine.

L'expérience est facile à faire : on choisit un malade dont le sang renferme des corps n° 1 et n° 2 avec filaments mobiles, en assez grand nombre pour qu'il soit facile de constater leur présence ; on fait prendre à ce malade du sulfate de quinine à faible ou à forte dose, et l'on suit jour par jour si l'on veut les effets de la médication.

De faibles doses de sulfate de quinine ont en général peu d'action sur les éléments parasitaires du sang, plusieurs des malades chez lesquels j'ai trouvé des corps n° 1 et n° 2 munis de filaments mobiles prenaient du sulfate de quinine depuis quelques jours. Il m'a semblé que sous l'action de faibles doses de sulfate de quinine les mouvements des filaments mobiles pouvaient être seulement suspendus. Exemple :

Observation XXIV. — Le 24 janvier, l'examen du sang révèle la présence de corps n° 1 et de corps n° 2 avec filaments mobiles ; le malade prend une dose de sulate de quinine le 26 janvier ; l'examen du sang fait le même jour révèle encore l'existence des corps n° 1 et n° 2, mais ces derniers corps sont immobiles, et malgré une observation prolongée il m'est impossible de constater sur aucun d'eux l'existence des filaments mobiles. Le 31 janvier, un nouvel examen du sang fait chez le même malade qui n'a plus pris de sulfate de quinine, me permet d'observer de nouveau des corps n° 1 et des corps n° 2 qui présentent des filaments périphériques mobiles.

Lorsque la médication quinique est prolongée davantage, les corps n° 2 deviennent de plus en plus rares et finissent par disparaître complètement ; les corps n° 1 et n° 3 résistent en général plus longtemps ; enfin, toute trace des éléments parasitaires disparaît et la disparition des corps n° 1, n° 2 et n° 3 dans le sang coïncide toujours avec le retour des forces, la diminution de l'anémie, un mieux être général. J'ai déjà eu l'occasion de dire que chez quatorze malades qui avaient été soumis à un traitement prolongé par le sulfate de quinine au moment où l'examen du sang fut pratiqué, je n'avais pas trouvé trace des corps pigmentés.

Chercher les éléments parasitaires dans le sang d'un malade soumis depuis quelque temps à la médication quinique, c'est, si j'ose ainsi dire, comme si l'on cherchait des sarcoptes sur la peau d'un galeux en traitement par les frictions de pommade soufrée ; on peut certainement, dans les deux cas, trouver quelques parasites qui ont échappé à la mort, on peut surtout trouver les cadavres plus ou moins déformés des parasites, mais pour faire cette recherche dans de bonnes conditions il faut y procéder avant tout traitement.

Il est, du reste, impossible de poser des règles

absolues et de dire : telle dose de sulfate de quinine administrée pendant tant de temps suffit à faire disparaître les éléments parasitaires. Il m'est arrivé de trouver un corps n° 2 avec filaments mobiles chez un malade qui prenait du sulfate de quinine depuis huit jours, mais c'est là un fait exceptionnel; il est plus fréquent de trouver des corps n° 1 et n° 3 dans ces conditions. Chez un malade dont le sang est très riche en corps n° 1 et n° 2 un traitement de quinze jours par le sulfate de quinine est souvent nécessaire pour faire disparaître toute trace de ces corps.

Deux autres conditions m'ont paru agir sur l'abondance des éléments parasitaires du sang : l'état général et la race.

Ces éléments abondent surtout dans le sang des individus qui sont profondément anémiés et affaiblis ; leur nombre diminue sous l'influence du régime tonique et reconstituant auquel les malades sont soumis à l'hôpital, indépendamment même de la médication quinique.

Le sang des Arabes et des nègres atteints de fièvre intermittente est d'ordinaire beaucoup moins riche en parasites que celui des Européens, ce qui est du reste en rapport avec la force de résistance que ces hommes présentent à l'impaludisme.

Il est facile de constater directement l'action toxique du sulfate de quinine sur les éléments parasitaires du sang. On prépare des solutions de sulfate de quinine à $\frac{1}{1000}$ et à $\frac{1}{10\,000}$ par exemple, puis on fait choix d'un malade dans le sang duquel on a constaté récemment la présence des éléments parasitaires, notamment celle des corps n° 2 qui par leur motilité se prêtent très bien à cette expérience, et l'on recueille du sang sur trois lamelles de verre. Une des gouttes de sang est examinée pure afin de s'assurer qu'il existe toujours des corps n° 2 mobiles; aux autres préparations on ajoute une goutte des solutions de sulfate de quinine au millième et au dix-millième, puis on procède à l'examen. On constate ainsi que les corps n° 1 et n° 2 se déforment rapidement dans les préparations mélangées à des solutions quiniques, même au dix-millième, et que dans ces conditions il est impossible d'observer les mouvements des filaments périphériques. A cette expérience, un peu brutale, je préfère celle qui se fait naturellement chez les malades auxquels on administre le sulfate de quinine.

Je crois inutile de reproduire ici les observations des 60 malades dans le sang desquels j'ai recherché la présence des éléments parasitaires ; je me contenterai de choisir parmi les faits positifs, c'est-à-dire dans lesquels l'existence des parasites a été constatée, ceux qui me paraissent présenter le plus d'intérêt. Je ne reviendrai pas à propos de chaque observation sur le mode d'examen du sang, je me suis conformé dans tous les cas aux règles qui sont tracées plus haut (chapitre II) ; je désignerai les éléments pigmentés trouvés dans le sang sous les noms de corps n° 1, corps n° 2 et corps n° 3, l'explication de ces dénominations est fournie au chapitre II ; il serait fastidieux de refaire à propos de chaque malade et de chaque examen du sang la description de ces éléments qui présentent toujours les mêmes caractères, ou qui du moins s'éloignent très peu des types que j'ai décrits et figurés.

OBSERVATION V

D..., âgé de vingt-quatre ans, soldat au 8° escadron du train, en Algérie depuis le 5 décembre 1879, entre à l'hôpital militaire de Constantine le 4 novembre 1880.

Le malade est caserné au Bardo, c'est-à-dire dans un endroit notoirement insalubre, sur les bords du Rummel ; le 10 octobre dernier il a été pris pour la première fois de fièvre : pas de frisson violent, malaise, chaleur, céphalalgie, faiblesse générale ; il est entré à l'hôpital le 12 octobre, la fièvre a cédé facilement au sulfate de quinine. Sorti de l'hôpital le 24 octobre, le malade a été repris de fièvre dès le 26 ; la fièvre a présenté cette fois un caractère intermittent bien marqué ; les accès reviennent tous les jours vers dix heures du matin.

Le malade est amaigri, profondément anémié, les muqueuses sont décolorées, la peau a une teinte terreuse. Le 4 novembre, à la contre-visite, la température est de 39°,5. Langue blanche, humide ; soif vive. La matité splénique mesure 12 centimètres de haut sur 11 de large.

Je prescris 0^{gr},80 de sulfate de quinine.

5 novembre. La température est de 38°,5 le matin et de 38°,6 le soir. Sulfate de quinine, 0,80.

6 novembre. Apyrexie ; 36°,8 le matin, 37°,2 le soir.

Sulfate de quinine, 0 ,60.

Examen du sang fait le 5 novembre à 8 heures 30 minutes du matin : corps n° 1 en grand nombre.

Examen du sang fait le 6 novembre à 2 heures 30 minutes du soir : corps n° 1 en grand nombre ; corps n° 2 munis de filaments périphériques mobiles dont je constate l'existence pour la première fois.

7 novembre. Apyrexie. Le malade mange avec appétit la demi-portion. Sulfate de quinine 0^{gr},60 matin et soir.

Examen du sang fait le 7 novembre à 2 heures 30 minutes du soir : corps n° 1 en grand nombre ; corps n° 2 munis de filaments mobiles.

Les jours suivants l'apyrexie persiste, le sulfate de quinine est supprimé. Le malade mange une portion. Vin de quinquina, café.

Examen du sang fait le 9 novembre au matin : corps n° 1, corps n° 2 munis de filaments mobiles. M. Aron, médecin principal, et MM. Petit et Troussaint, médecins aide-majors, constatent l'existence des mouvements des corps n° 2.

10-25 novembre. L'apyrexie persiste. L'anémie est toujours très profonde, néanmoins le malade se trouve plus fort, il mange une portion et se lève une partie de la journée. Vin de quinquina, café noir.

Examen du sang fait le 17 novembre : corps n° 1 en grand nombre ; corps n° 2 en grand nombre également ; filaments mobiles. Je constate pour la première fois que ces filaments se terminent par un petit renflement. Pigment libre rouge feu et bleu clair ; corpuscules brillants, mobiles.

Examen du sang fait le 25 novembre : corps n° 1, corps n° 2 moins nombreux, mais plus gros que lors des précédents examens. Les granulations de pigment s'agitent très vivement à l'intérieur des corps n° 2 munis de filaments mobiles ; je constate la présence de filaments mobiles libres, de corps n° 2 et de corps sphériques plus gros que les corps n° 2 sans filaments périphériques apparents, remplis de grains de pigment mobiles ; les filaments mobiles continuent, après leur séparation des corps n° 2, à se mouvoir au milieu des globules rouges du sang auxquels ils impriment des mouvements très variés, faciles à constater.

Le 26 novembre à 10 heures 30 minutes du matin, le malade a un accès de fièvre. Sulfate de quinine, 0^{gr},80.

La fièvre ne se reproduit pas. Du 27 au 30 novembre le malade prend chaque jour 1^{gr},60 de sulfate de quinine en deux fois, et du 1er au 8 décembre 0^{gr},80 de sulfate de quinine chaque jour.

Examen du sang fait le 10 décembre : rien d'anormal. Le 12 décembre le malade quitte l'hôpital; il part en congé de convalescence.

OBSERVATION VI

F..., soldat au 3e zouaves, âgé de vingt et un ans, entre à l'hôpital militaire de Constantine le 10 novembre 1880.

Pas de maladie antérieure à l'incorporation. Le malade, arrivé en Algérie il y a trois ans, a été successivement en garnison à Philippeville, à Constantine, à Tébessa et à Djijelli d'où il arrive.

La première atteinte de fièvre remonte au mois de septembre 1879, le malade est resté dix-huit jours à l'hôpital de Philippeville; la fièvre a cédé facilement au sulfate de quinine.

Au mois de septembre 1880, deuxième atteinte de fièvre ; le malade était alors détaché à la garde des forêts : fièvre intermittente quotidienne bien caractérisée; quarante-huit jours de traitement à l'hôpital de Djijelli.

Le malade est sorti de l'hôpital de Djijelli le 3 novembre ; dès le lendemain la fièvre a reparu. Dernier accès le 9 novembre.

10 novembre. Le malade est amaigri, profondément anémié ; les muqueuses sont décolorées, la peau a une teinte terreuse. Pas d'œdème des membres inférieurs. Apyrexie.

Insomnies, sensation de fatigue très grande ; le malade peut à peine se tenir sur ses jambes, il titube comme un homme ivre.

Anorexie. Ventre souple, pas de diarrhée ni de constipation ; la matité splénique mesure 10 centimètres de haut sur 9 centimètres et demi de large.

Prescriptions : une demi-portion, deux portions de vin. Vin de quinquina, café noir.

Examen du sang fait le 10 novembre au matin : corps n° 1 en grand nombre ; corps n° 2 immobiles ou munis de filaments périphériques mobiles ; corps n° 3 ; granulations de pigment libre.

Nouvel examen du sang le 10 novembre à 2 heures 30 minutes du soir : corps n° 1 en grand nombre ; corps n° 2 immobiles ou munis de prolongements périphériques mobiles ; corps n° 3.

Du 11 au 16 novembre l'apyrexie persiste ; les forces reviennent lentement.

Le 16 novembre le malade a un accès de fièvre le matin.

Le soir il prend 0^{gr},80 de sulfate de quinine.

Le 17 novembre l'accès ne se reproduit pas ; le malade prend 0^{gr},80 de sulfate de quinine matin et soir.

Examen du sang fait le 17 novembre au matin : pas de corps n° 1 ni n° 2 ; corps n° 3 en assez grand nombre, corpuscules brillants mobiles ; pigment libre.

Le sulfate de quinine est continué encore pendant huit jours à la dose de 1^{gr},60 d'abord, puis de 0^{gr},80.

Examen du sang fait le 3 décembre : je trouve encore quelques corps n° 1, pas de corps n° 2 ni 3.

Le 7 décembre le malade quitte l'hôpital ; il part en congé de convalescence.

OBSERVATION VII

M..., soldat au 3e chasseurs d'Afrique, âgé de vingt-trois ans, entre à l'hôpital militaire de Constantine le 31 octobre 1880. M... est en Algérie depuis quatre ans, il a été successivement en garnison à Biskra, à Guelma, à Tébessa et à Constantine.

Première atteinte de fièvre au mois d'août 1880 à Tébessa : fièvre intermittente quotidienne bien caractérisée qui a cédé au sulfate de quinine au bout de huit jours. Au mois de septembre 1880 il y a eu une rechute qui a nécessité une nouvelle entrée à l'ambulance. Dans le courant du mois d'octobre le malade a été pris de douleurs vives dans l'hypocondre gauche, il a été traité à l'infirmerie où on lui a appliqué dans la région de la rate des ventouses sèches d'abord, puis un vésicatoire.

31 octobre. Le malade est amaigri, anémié; les muqueuses sont décolorées, la peau a une teinte terreuse. Pas de souffles vasculaires. Fièvre assez vive.

Taches ombrées sur la paroi antérieure de l'abdomen ; *pediculi pubis* en grand nombre.

Langue humide, blanchâtre; selles normales.

Le malade se plaint surtout d'une douleur vive dans l'hypocondre gauche, la pression est très douloureuse au-dessous des fausses côtes du côté gauche ; la rate déborde notablement les fausses côtes, la matité splénique mesure 13 centimètres de haut sur 12 de large.

Prescriptions : potages, vin ; sulfate de quinine, 0^{gr},80; un vésicatoire est appliqué au niveau de la rate.

1-3 novembre. — La douleur est moins vive dans l'hypocondre gauche. Mouvement fébrile sans accès franc, régulier. Le sulfate de quinine est continué jusqu'au 3 novembre.

4-10 novembre. État assez satisfaisant. Apyrexie. Le point splénique a disparu. L'appétit revient; le malade mange une portion. Vin de quinquina, café noir.

Examen du sang fait le 11 novembre au soir : corps n° 1 en grand nombre; corps n° 2 immobiles ou munis de filaments périphériques mobiles ; particules de pigment rouge feu et bleu clair libres.

Examen fait le 13 novembre au soir : corps n° 1 en grand nombre ; corps n° 2 immobiles ou munis de filaments mobiles. MM. Petit et Vacher, médecins aide-majors, constatent l'existence des filaments mobiles ; corps n° 3; pigment libre.

Un nouvel examen du sang fait le 18 novembre donne les mêmes résultats que les deux précédents. Comme le malade doit quitter prochainement l'hôpital et que l'abondance des corps n° 2 munis de filaments mobiles fait prévoir une rechute à bref délai, je prescris le sulfate de quinine. Du 19 au 22 novembre le malade prend 1^{gr},60 d'abord, puis 0^{gr},80 de sulfate de quinine.

Examen du sang fait le 22 novembre : je trouve encore dans

les préparations des corps n⁰ 1, mais en très petit nombre. Il
n'y a plus aucun corps n₀ 2 ni n⁰ 3

Le 24 novembre le malade part en congé de convalescence.

OBSERVATION VIII

B..., soldat au 3ᵉ chasseurs d'Afrique, âgé de vingt-trois
ans, entre à l'hôpital militaire de Constantine le 18 septembre
1880.

B... est arrivé en Algérie au mois de novembre 1878 ; en
décembre 1878 il a eu une première atteinte de fièvre intermittente ; la fièvre a reparu au mois de juillet 1879. Depuis
le commencement du mois de septembre 1880 le malade a été
repris de fièvre, les accès sont d'intensité moyenne, ils reviennent irrégulièrement, contrariés qu'ils sont par les doses
de sulfate de quinine que le malade prend de temps en temps.

10 novembre. Le malade est amaigri, anémié. Le dernier
accès de fièvre remonte au 8 novembre. La rate déborde notablement les fausses côtes. Le malade prend du sulfate de
quinine 0,50 à 0,60 par jour.

Examen du sang fait le 10 novembre : corps n⁰ 1 en petit
nombre ; pas de corps n⁰ 2 ni n⁰ 3.

Nouvel examen du sang fait le 11 novembre : corps n⁰ 1 en
petit nombre ; pas de corps n⁰ 2 ni n⁰ 3.

22 novembre. Le malade n'a pas eu de nouvel accès.

Examen du sang fait le 22 novembre : corps n⁰ 1, corps
n⁰ 2 munis de filaments mobiles, corps n⁰ 3.

Quelques jours après cet examen le malade quitte l'hôpital.

OBSERVATION IX

S..., âgé de vingt et un ans, depuis trois ans en Algérie,
entre à l'hôpital militaire de Constantine le 12 novembre 1880.

Le malade a été pris de fièvre pour la première fois au
mois de juillet 1880 ; il a passé trente jours à l'hôpital de

Djijelli. Dernier accès de fièvre le 8 novembre; à la suite de cet accès le malade a pris trois doses de sulfate de quinine.

12 novembre. Apyrexie. Le malade est amaigri, anémié; la rate déborde un peu les fausses côtes.

Examen du sang fait le 13 novembre au matin : pas de corps n° 1, n° 2 ni n° 3; un peu de pigment libre.

Le 13 novembre pendant la journée le malade a un accès de fièvre. Sulfate de quinine, 0^{gr},80.

Le 14 novembre nouvel accès; la température prise à la visite du matin est de 40°,9.

Examen du sang fait le 14 novembre au soir : corps n° 3; pas de corps n° 1 ni n° 2; pigment libre rouge foncé et bleu clair.

Du 14 au 25 novembre le malade prend du sulfate de quinine à la dose de 1^{gr},60 par jour d'abord, puis de 1^{gr},20 et enfin de 0^{gr},60.

2 décembre. — Le malade n'a pas eu de nouveaux accès; les forces reviennent, l'anémie se dissipe peu à peu.

Examen du sang fait le 2 décembre : rien d'anormal. Quelques jours après ce dernier examen le malade sort de l'hôpital.

OBSERVATION X

D..., soldat au 3e zouaves, entre à l'hôpital militaire de Constantine le 29 octobre 1880.

Depuis un mois le malade est atteint d'une fièvre intermittente quotidienne. Le jour de l'entrée à l'hôpital je constate un accès de fièvre. Le malade est amaigri, anémié; la peau présente une teinte terreuse, les muqueuses sont décolorées. La matité splénique est de 9 centimètres de haut sur 8,5 de large. Le 29 octobre le malade prend 0^{gr},80 de sulfate de quinine.

La fièvre ne reparait pas les jours suivants. Le sulfate de quinine est continué jusqu'au 6 novembre.

14 novembre. Le malade se trouve mieux, la fièvre n'a

pas reparu; les forces reviennent. Vin de quinquina, café noir.

Examen du sang fait le 15 novembre : pas de corps n° 1 ; corps n° 2 immobiles sans filaments périphériques apparents ; corps n° 3. Dans l'un de ces corps n° 3 je constate qu'un des grains du pigment rouge feu est remplacé par un grain de pigment bleu; pigment libre rouge feu et bleu clair.

28 novembre. Le malade n'a pas eu de nouveaux accès; l'état général est plus satisfaisant, l'anémie se dissipe peu à peu sous l'influence du régime tonique et reconstituant auquel est soumis le malade.

Examen du sang fait le 28 novembre : pas de corps n° 1 ni n° 2; quelques corps n° 3.

Le 29 novembre le malade part en congé de convalescence.

OBSERVATION XI

L..., soldat au 3ᵉ bataillon d'Afrique, entre à l'hôpital militaire de Constantine le 13 novembre 1880.

Depuis deux ans le malade souffre soit de la dysenterie, soit de la fièvre intermittente, il est amaigri, profondément anémié ; muqueuses décolorées, teinte terreuse de la peau; faiblesse très grande. Dernier accès de fièvre le 12 novembre ; depuis une quinzaine de jours le malade n'a pas pris de sulfate de quinine.

Examen du sang fait le 14 novembre au matin : pas de corps n° 1 ; corps n° 2 immobiles ou munis de filaments mobiles ; pas de corps n° 3. Un peu de pigment libre.

22 novembre. Le malade n'a pas eu de nouveaux accès de fièvre, il a pris du sulfate de quinine tous les jours depuis le 13 novembre à la dose de 0gr,80 d'abord, puis de 0gr,50.

Examen du sang fait le 22 novembre : il n'y a plus de traces des éléments parasitaires.

Quelques jours après ce dernier examen le malade sort de l'hôpital.

OBSERVATION XII

V..., âgé de vingt-huit ans, soldat au 11e escadron du train, entre à l'hôpital militaire de Constantine le 14 novembre 1880.

Le malade est en Algérie depuis huit ans, il a passé deux ans au pénitencier militaire de Bone, puis il a été successivement en garnison à Biskra, à Batna, à Kenchela et enfin à Constantine.

Pas de maladies antérieures à l'incorporation. La première atteinte de fièvre intermittente remonte au mois de novembre 1872 ; 26 jours de traitement à l'hôpital.

Deuxième atteinte de fièvre au mois d'août 1874 ; 15 à 20 jours de traitement à l'hôpital.

Au mois de mai 1875 le malade est entré à l'hôpital de Guelma pour un accès pernicieux caractérisé par de l'agitation, du délire, puis du coma ; le malade serait resté pendant cinq jours sans connaissance. Quatre mois de traitement à l'hôpital de Guelma ; à la suite de l'accès pernicieux il était resté, paraît-il, une hémiplégie faciale du côté droit qui disparut au bout d'un mois.

Le 12 novembre 1880, étant à M'lila, le malade a été pris de frisson, puis de vomissements bilieux qui ont persisté jusqu'au lendemain. Le malade a été évacué sur l'hôpital de Constantine.

Le 14 novembre au soir la température axillaire est de 39°2, les vomissements ont cessé, il n'y a pas de symptômes pernicieux. Le malade est amaigri, anémié ; la matité splénique mesure 11 centimètres de haut sur 15 de large. Langue blanche, humide. Sulfate de quinine, 0gr,80.

15 novembre. 37° 3 le matin, 39°7 le soir. Le 15 au soir le malade répond très mal à mes questions, il se contredit sans cesse et comme je le lui fais observer, il répond qu'il ne sait pas bien ce qu'il dit. Sulfate de quinine, 1gr,20 en deux fois.

Examen du sang fait le 15 novembre à 2 heures du soir : pas de corps n° 1 ni no 2 ; corps no 3.

16 novembre. La fièvre persiste : 39°, 3 le matin, 39°, 5 le soir. Agitation, délire. Le malade ne me reconnaît pas et ne répond à aucune de mes questions ; il cherche sans cesse à se lever, je suis obligé de mettre un planton à son lit. 1^{gr},20 de sulfate de quinine en solution ; à 3 heures du soir, 1 gramme de chlorhydrate de quinine en injections hypodermiques.

17 novembre. Apyrexie, 36°,7 matin et soir ; le malade a repris connaissance, il répond bien à mes questions, il a seulement l'air étonné d'un homme qui se réveille.

Sulfate de quinine, 1^{gr},60 en deux fois.

Examen du sang fait le 17 novembre au matin : pas de corps n° 1 ni n° 2 : corps n° 3 en assez grand nombre ; corpuscules brillants mobiles ; pigment libre.

L'apyrexie persiste les jours suivants. Le sulfate de quinine est prescrit du 18 au 23 novembre à la dose de 1^{gr},20 d'abord, puis de 0^{gr},60.

24 novembre. Les forces reviennent, le malade mange une portion ; quatre portions de vin. Vin de quinquina, café noir.

Examen du sang fait le 14 novembre : corps n° 1 en petit nombre ; pas de corps n° 2 ; quelques corps n° 3.

4 décembre. Le malade va bien, il mange deux portions.

Examen du sang fait le 4 décembre : corps n° 1 en petit nombre ; pas de corps n° 2 ni n° 3. Corpuscules brillants mobiles, un peu de pigment libre.

Le malade quitte l'hôpital le 19 décembre 1880.

OBSERVATION XIII

J..., âgé de vingt-six ans, soldat au 3e bataillon d'Afrique, entre à l'hôpital militaire de Constantine le 26 octobre 1880.

Le malade a pris la fièvre intermittente une première fois en 1873 en Algérie. Rentré en France en 1874, il est revenu en Algérie au mois de septembre 1879.

Depuis trois mois le malade a la fièvre intermittente ; les accès reviennent d'une façon irrégulière, dérangés qu'ils sont par les doses de sulfate de quinine que le malade prend de temps en temps.

16 novembre. Le malade est amaigri, anémié; la peau a une teinte terreuse. La rate déborde les fausses côtes.

Dernier accès de fièvre le 14 novembre; à la suite de cet accès le malade a pris deux doses de sulfate de quinine de $0^{gr},60$ chaque.

Examen du sang fait le 16 novembre au matin : corps n° 1; corps n° 2 immobiles; corps n° 3; corpuscules brillants mobiles, grains de pigment libre.

Quelques jours après cet examen, le malade quitte l'hôpital.

OBSERVATION XIV

L..., soldat au 3° escadron du train, entre à l'hôpital militaire de Constantine le 7 octobre 1880. C'est la troisième fois que la fièvre intermittente amène le malade à l'hôpital; fièvre intermittente quotidienne, anémie très marquée, muqueuses décolorées, teinte terreuse de la peau; la rate déborde les fausses côtes. La fièvre cède assez facilement au sulfate de quinine.

Le 1er novembre, au moment où le malade qui se trouvait beaucoup mieux, s'apprêtait à quitter l'hôpital, il est pris d'un accès de fièvre très intense. Le sulfate de quinine est prescrit pendant huit jours à la dose de $1^{gr},60$ par jour d'abord, puis de $0^{gr}, 80$.

Le 15 novembre au soir nouvelle rechute, la température monte à $40°, 5$; vomissements. Sulfate de quinine, $0^{gr}, 80$.

16 novembre. Apyrexie le matin, $37°3$; le soir nouvel accès, la température est de $40°2$ au moment de la contre-visite, vomissements bilieux répétés, le malade vomit même un peu de sang. Sulfate de quinine, $0^{gr},80$ matin et soir.

Examen du sang fait le 16 novembre à 1 heure, 30 minutes du soir au début de l'accès : pas de corps n° 1 ni n° 2; corps n° 3; corpuscules brillants mobiles; un peu de pigment libre.

17 novembre. Apyrexie qui persiste les jours suivants. Le

sulfate de quinine est continué jusqu'au 24 novembre à la dose de 1ᵍʳ, 20 d'abord, puis de 0ᵍʳ, 60.

Examen du sang fait le 27 novembre au soir : corps n° 2 très rares ; corps n° 3.

Quelques jours après cet examen, le malade quitte l'hôpital.

OBSERVATION XV

P..., âgé de vingt-huit ans, en Algérie depuis deux ans, entre à l'hôpital militaire de Constantine le 20 octobre 1880.

Le malade a pris les fièvres en 1872 au Sénégal ; de 1872 à 1875, il y a eu plusieurs rechutes; de 1875 à 1880, la fièvre n'a pas reparu.

Au mois de juillet 1880, nouvelle atteinte de fièvre ; le maladetravaillait alors à une mine aux environs de Philippeville ; un mois de traitement à l'hôpital militaire de Philippeville.

Le 12 octobre, la fièvre a reparu ; le 20 octobre, le malade est entré à l'hôpital de Constantine.

18 novembre. Le malade a encore eu un accès avant-hier, il est amaigri, anémié; rate volumineuse. Le 17 novembre, le malade a pris 1 gramme de sulfate de quinine.

Examen du sang fait le 18 novembre au matin : corps n° 1, corps n° 2 immobiles ou munis de filaments mobiles, corpuscules brillants mobiles, un peu de pigment libre.

29 novembre. Le malade n'a pas eu de nouveaux accès, il n'a pas pris de sulfate de quinine depuis le 18 novembre.

Examen du sang fait le 29 novembre : corps n° 1, corps n° 2 munis de filaments mobiles ; MM. Boppe, médecin-major, et Langue, médecin aide-major, constatent l'existence des filaments mobiles.

Le 7 décembre, le malade a un accès de fièvre à la suite duquel il prend une seule dose de sulfate de quinine.

Examens du sang faits le 9 et le 12 décembre : corps n° 1, corps n° 2 en grand nombre munis de filaments mobiles ; corps n° 3. MM. Hattute, médecin principal, et Mounier, médecin-major, constatent l'existence des filaments mobiles.

18 décembre. Il n'y a pas eu de nouveaux accès, le malade n'a pas pris de sulfate de quinine.

Examen du sang fait le 18 décembre : corps n° 1, corps n° 2 munis de filaments mobiles ; corps n° 3.

Le malade sort le 19 décembre 1880.

OBSERVATION XVI

L..., âgé de vingt-deux ans, entre à l'hôpital militaire de Constantine le 15 novembre 1880.

En Algérie depuis deux ans, le malade a pris la fièvre pour la première fois au mois d'août 1879 ; la fièvre a disparu au bout d'une huitaine de jours ; elle a reparu au mois d'août 1880 et depuis ce moment elle récidive sans cesse. Depuis le 1er novembre accès quotidiens, dernier accès le 13 novembre. Le malade a pris pendant plusieurs jours 0gr, 80 de sulfate de quinine. Anémie assez prononcée ; la rate est notablement augmentée de volume.

Examen du sang fait le 18 novembre : corps n° 1, pas de corps n° 2 ; corps n° 3 en petit nombre ; corpuscules brillants mobiles ; un peu de pigment libre.

Le 23 novembre, le malade qui n'a pas pris de sulfate de quinine depuis son entrée à l'hôpital a un accès très fort ; à la contre-visite, la température est de 41°,5 ; je prescris : 0gr,80 de sulfate de quinine.

24 novembre. La fièvre persiste : 38°, 7 le matin, 39°,3 le soir. Sulfate de quinine, 0gr, 80 matin et soir.

Examen du sang fait le 24 novembre au matin : corps n° 1 en petit nombre, corps n° 2 immobiles, rares ; corps n° 3.

Le sulfate de quinine est continué du 25 au 30 novembre à la dose de 1gr,20 d'abord, puis de 0gr,60 par jour.

Le 25 novembre, l'apyrexie est complète.

Le malade quitte l'hôpital dans les premiers jours du mois de décembre.

OBSERVATION XVII

B..., soldat au 3ᵉ escadron du train, entré à l'hôpital militaire de Constantine, le 18 novembre 1880, pour fièvre intermittente ; c'est la troisième fois que le malade entre à l'hôpital, cette année, pour la même affection.

Anémie légère, la matité splénique mesure 11 centimètres de haut sur 10 de large. Le 18 au soir, le malade est à la fin d'un accès, la température axillaire est de 38°,3. Sulfate de quinine 0ᵍʳ,80.

19 novembre. Apyrexie. Sulfate de quinine, 0ᵍʳ,80 matin et soir.

Examen du sang fait le 19 novembre au matin : corps n° 1 en petit nombre ; corps n° 2 munis de filaments mobiles bien caractérisés, mais très rares ; corps n° 3 ; corpuscules brillants mobiles ; un peu de pigment libre.

2 décembre. Il n'y a pas eu de nouveaux accès ; le malade a pris du sulfate de quinine tous les jours depuis le 20 novembre à la dose de 1ᵍʳ,20 d'abord, puis de 0ᵍʳ,60.

Examen du sang fait le 2 décembre : corps n° 1 en très petit nombre, pas de corps n° 2, quelques corps n° 3.

Le malade quitte l'hôpital quelques jours après cet examen.

OBSERVATION XVIII

M....., soldat au 3ᵉ chasseurs d'Afrique, âgé de vingt-deux ans, entre à l'hôpital militaire de Constantine le 6 novembre 1880.

En Algérie depuis un an, M..... s'est toujours bien porté jusqu'au 22 septembre dernier ; ce jour-là il a été pris de fièvre et le 24 il est entré à l'hôpital où il est resté quarante et un jours. Sorti de l'hôpital le 5 novembre, il a été repris de fièvre dès le lendemain et renvoyé à l'hôpital.

7 novembre. Fièvre vive : 40°,7 le matin, 39°,8 le soir., Céphalalgie, malaise général, soif vive. Langue rouge et sèche

à la pointe; pas de symptômes abdominaux du reste; pas de diarrhée, pas de douleur dans la fosse iliaque droite ; pas de taches rosées. La matité splénique mesure 10 centimètres de haut sur 12 de large. Le diagnostic porté est celui de fièvre intermittente quotidienne. Sulfate de quinine, 0^{gr},80 matin et soir

Examen du sang fait le 7 novembre au matin : rien d'anormal.

8 novembre. La fièvre persiste : 40° 6 le matin, 39° 6 le soir; le pouls est fort, régulier, il bat 104 fois à la minute le matin. Le malade a très peu dormi la nuit, la céphalalgie a augmenté d'intensité. Sulfate de quinine, 0^{gr},80 matin et soir.

9 novembre. La fièvre est moins forte : 38°, 6 le matin, 38°, 9 le soir. Le pouls bat 92 fois à la minute le matin. La céphalalgie est moins intense, le malaise général moins grand. Surdité marquée, bourdonnements d'oreilles. Sulfate de quinine, 0^{gr},80 matin et soir.

10 novembre. Défervescence : 38° 4 le matin, 37° 5 le soir. Le malade a dormi un peu la nuit. Céphalalgie moins forte. Langue humide, blanchâtre. Sulfate de quinine, 0^{gr}, 80 matin et soi .

11 novembre. La défervescence persiste : 36°,7 le matin, 37° le soir. Le pouls ne bat, le 11 au matin, que 54 fois par minute. Le malade a dormi la nuit. La céphalalgie a disparu, mais la surdité persiste. Le sulfate de quinine est supprimé. Le malade prend une potion avec extrait de quinquina 4 grammes. Potages; vin, deux portions.

12 novembre. L'apyrexie persiste. Le malade demande à manger. Une demi-portion, deux portions de vin, vin de quinquina, café noir.

Les jours suivants l'amélioration s'accentue ; la fièvre ne reparaît pas. Le malade mange bientôt une portion, puis deux et trois. Vin de quinquina.

Examen du sang fait le 19 novembre au soir : quelques corps n° 1, pas de corps n° 2 ni 3.

Le malade sort le 14 décembre 1880 sans que la fièvre ait reparu.

OBSERVATION XIX

B..., âgé de vingt-deux ans, en Algérie depuis un an, a pris la fièvre au mois d'août 1880, au Bardo, la fièvre a cédé rapidement au sulfate de quinine. Le 16 septembre la fièvre a reparu et il y a eu depuis ce moment plusieurs rechutes.

Je vois le malade pour la première fois le 23 novembre 1880 ; il est anémié, la rate déborde notablement les fausses côtes. Apyrexie.

Examen du sang fait le 23 novembre : corps n° 1 et n° 2 en petit nombre. Corpuscules brillants-mobiles, un peu de pigment libre.

Le 6 décembre au matin le malade a eu un accès de fièvre ; à la visite la température axillaire est de 39° ,5.

Examen du sang fait le 6 décembre pendant l'accès : quelques corps n° 1 ; corps n° 2 munis de filaments mobiles ; corps n° 3 ; corpuscules brillants, mobiles ; pigment libre rouge foncé et bleu clair.

Le 6 décembre au soir, le malade prend 0^{gr},80 de sulfate de quinine. La fièvre est tombée.

7-8 décembre. Apyrexie. Sulfate de quinine, 0^{gr},80 matin et soir.

Examen du sang fait le 8 décembre au soir : corps n° 1 et n° 3 très rares ; aucun corps n° 2.

Le 9 et le 10 décembre le malade prend encore 0^{gr},60 de sulfate de quinine, puis à partir du 11 le sulfate de quinine est remplacé par du vin de quinquina.

18 décembre. Il n'y a pas eu de nouveaux accès ; les forces reviennent, l'anémie se dissipe peu à peu.

Examen du sang fait le 18 décembre : corps n° 1 et corps n° 3 très rares ; pas de corps n° 2.

Le 19 décembre le malade part en congé de convalescence.

OBSERVATION XX

S...., âgé de quarante-cinq ans, soldat au 21e régiment d'artillerie, entre à l'hôpital militaire de Constantine le 26 novembre 1880.

En Algérie depuis 1873, S..... a pris la fièvre intermittente pour la première fois au mois de septembre 1880; il est entré une première fois à l'hôpital de Constantine le 16 octobre ; il en est sorti le 30 octobre. Depuis douze jours la fièvre a reparu; fièvre intermittente quotidienne bien caractérisée. Dernier accès le 26 novembre. Anémie très prononcée, les muqueuses sont décolorées, la peau a une teinte terreuse ; faiblesse générale très grande. Rate volumineuse.

Le 26 novembre au soir, le malade prend 0^{gr},80 de sulfate de quinine.

Examen du sang fait le 27 novembre au matin : corps n° 1, corps n° 2 immobiles ou munis de filaments mobiles; corpuscules brillants mobiles; un peu de pigment libre.

5 décembre. Depuis le 27 novembre le malade a pris du sulfate de quinine à la dose de 1^{gr},20 par jour d'abord, puis de 0^{gr},60. Il n'y a pas eu de nouveaux accès; les forces reviennent.

Examen du sang fait le 5 décembre : pas de corps n° 1, je trouve encore un corps n° 2 muni de filaments mobiles; pas de corps n° 3.

Le sulfate de quinine est continué jusqu'au 12 décembre.

Le malade sort le 20 décembre. L'état général est très satisfaisant; il n'y a pas eu de nouveaux accès de fièvre.

OBSERVATION XXI

Br ...., âgé de vingt-deux ans, soldat au 3e zouaves, entre à l'hôpital militaire de Constantine le 28 novembre 1880.

Depuis un an en Algérie, Br..... a pris la fièvre aux environs de Djijelli le 16 septembre 1880; il a été traité à l'hôpital de Djijelli d'où il est sorti le 4 novembre dernier (44 jours de traitement). Depuis seize jours la fièvre a reparu; fièvre intermittente quotidienne bien caractérisée, dernier accès le 27 novembre à 9 heures 30 minutes du matin. Anémie profonde. La matité splénique mesure $0^m,10$ de haut sur $0^m,14$ de large.

Examen du sang fait le 28 novembre au matin : corps n° 1 en assez grand nombre ; corps n° 2 en grand nombre, munis de filaments mobiles ; corps sphériques remplis de granulations pigmentaires mobiles ; corps n° 3.

Le 29 novembre, le malade, qui n'a pas pris de sulfate de quinine depuis son entrée à l'hôpital, a un fort accès de fièvre ; la température axillaire s'élève le 29 à la contre-visite à $41°,2$. Sueurs abondantes dans la nuit. Sulfate de quinine $0^{gr},80$.

30 novembre. Apyrexie. $36°,6$ le matin. Sulfate de quinine, $0^{gr},80$ matin et soir.

Examen du sang fait le 30 novembre au matin : corps n 1 encore en assez grand nombre ; corps n° 2 immobiles ; quelques corps sphériques remplis de granulations pigmentaires mobiles ; corps n° 3 ; corpuscules brillants, mobiles ; un peu de pigment libre.

Le sulfate de quinine est prescrit du 1er au 10 décembre à la dose de $1^{gr},20$ par jour d'abord, puis de $0^{gr},60$.

24 décembre. Le malade va bien, il n'y a pas eu de nouveaux accès, les forces reviennent.

Examen du sang fait le 24 décembre au matin : rien d'anormal.

Quelques jours après cet examen le malade quitte l'hôpital.

OBSERVATION XXII

P..., vingt-quatre ans, en Algérie depuis le 8 novembre. 1880, a pris la fièvre intermittente en Corse il y a quinze mois. Rechutes continuelles ; dernier accès le 28 novembre.

Je vois le malade pour la première fois le 29 novembre 1880 ; il est amaigri, anémié ; la rate déborde les fausses côtes. 1 gramme de sulfate de quinine le 29 novembre au matin.

Examen du sang fait le 29 novembre : corps n° 3 ; pas de corps n° 1 ni n° 2.

6 décembre. Le malade a eu un accès ce matin, on lui a fait prendre à la suite de cet accès 1 gramme de sulfate de quinine.

Examen du sang fait le 6 décembre au soir : corps n° 1 en assez grand nombre ; corps n° 2 immobiles ou munis de filaments mobiles; pas de corps n° 3 ; un peu de pigment libre.

Le 11 décembre, accès de fièvre, la température monte à 40°. A la suite de cet accès, le malade prend une seule dose de sulfate de quinine.

Examen du sang fait le 12 décembre au matin : corps n° 1 en grand nombre; corps n° 2 munis de filaments mobiles, en grand nombre : plusieurs filaments mobiles se sont détachés des corps n° 2 et circulent au milieu des globules rouges du sang.

24 décembre. Le malade a eu des accès le 16 et le 17 décembre ; à la suite de ces accès il a pris deux doses de sulfate de quinine.

Examen du sang fait le 24 décembre au matin : corps n° 1 en grand nombre ; corps n° 2 munis de filaments mobiles. M. Maupetit, médecin aide-major, constate l'existence des filaments mobiles.

Le malade, qui n'appartient pas à mon service, quitte l'hôpital quelques jours après ce dernier examen.

OBSERVATION XXIII

D...., vingt-six ans, soldat au 3ᵉ bataillon d'Afrique, entre à l'hôpital militaire de Constantine le 30 novembre 1880.

D..... est arrivé en Algérie au mois de juin 1877, il a pris la fièvre pour la première fois en 1877 à Biskra, il l'a gardée quinze jours seulement. La fièvre n'a pas reparu en 1878 ni en 1879. Il y a un mois, le malade a pris de nouveau la fièvre à Akbou, il a passé quinze jours à l'ambulance de ce poste. Dernier accès le 30 novembre au matin, c'est-à-dire le jour même de l'entrée à l'hôpital.

1ᵉʳ décembre. Apyrexie. Le malade est amaigri, profondément anémié, les muqueuses sont décolorées, la peau présente une teinte terreuse. La matité splénique mesure 15 centimètres de haut sur 14 de large. Le malade a pris une seule dose de sulfate de quinine avant d'entrer à l'hôpital.

Examen du sang fait le 1er décembre à 2 heures du soir : corps n° 1 en assez grand nombre ; corps n° 2 munis de leurs filaments mobiles : je constate sur plusieurs de ces corps n° 2 des changements de forme très remarquables qui rappellent les mouvements amiboïdes ; corps n° 3 en assez grand nombre.

10 décembre. Le malade a pris du sulfate de quinine pendant 6 jours (du 1er au 6 décembre) à la dose de 0gr, 80 d'abord, puis de 0gr,60. Il n'y a pas eu de nouveaux accès de fièvre, l'état général s'est notablement amélioré.

Examen du sang fait le 10 décembre : corps n° 1 en très petit nombre ; corps n° 2 très rares aussi : je constate sur plusieurs de ces corps l'existence de filaments mobiles ; quelques corps n° 3.

20 décembre. Il n'y a pas eu de nouveaux accès de fièvre ; le malade reprend des forces, l'anémie se dissipe peu à peu. Vin de quinquina, café noir.

Examen du sang fait le 20 décembre : corps n° 1 en petit nombre ; pas de corps n° 2 ni n° 3.

Le malade quitte l'hôpital le 31 décembre.

OBSERVATION XXIV

L....., âgé de vingt-sept ans, détenu aux ateliers de travaux publics, entre à l'hôpital militaire de Constantine le 27 décembre 1880.

L....., a pris les fièvres à la Martinique en 1878 ; depuis cette époque il y a eu des rechutes successives ; le malade est en Algérie depuis un an. Dernier accès le 26 décembre ; 3 doses de sulfate de quinine de 0gr,60 chacune les 24, 25 et 26 décembre.

Je vois le malade pour la première fois le 29 décembre : il

est amaigri, anémié, la rate déborde un peu les fausses côtes. Apyrexie.

Examen du sang fait le 29 décembre : corps n° 1 en grand nombre; corps n° 2 assez nombreux, munis de filaments mobiles; corps n° 3 en petit nombre ; un peu de pigment bleu.

9 janvier 1881. Le malade a eu des accès de fièvre le 3, le 5, le 6 et le 7 janvier; il a pris quatre doses de sulfate de quinine de 0^{gr},60 chacune.

Examen du sang fait le 9 janvier : corps n° 1 en moins grand nombre que lors du précédent examen ; corps n° 2 immobiles, je ne puis pas constater l'existence des filaments périphériques; corps n° 3 en assez grand nombre.

Le 12 janvier, le malade a un accès de fièvre, à la suite duquel il prend deux doses de sulfate de quinine de 0^{gr},50 chaque.

Examen du sang fait le 24 janvier : corps n° 1 en grand nombre; corps n° 2 en grand nombre, munis de filaments mobiles, corps sphériques plus grands que les corps n° 2 renfermant des granulations pigmentaires mobiles.

Le 25 janvier le malade a un fort accès de fièvre à la suite duquel il prend 0^{gr},50 de sulfate de quinine.

Examen du sang fait le 26 janvier : corps n° 1 moins nombreux que le 24 ; corps n° 2 immobiles: il m'est impossible de constater sur un seul de ces corps l'existence des filaments mobiles ; pas de corps n° 3.

31 janvier. Il n'y a pas eu de nouveaux accès. Le malade n'a pas pris de sulfate de quinine depuis le 26 janvier.

Examen du sang fait le 31 janvier : corps n° 1 en assez grand nombre ; corps n° 2 rares, mais munis de filaments mobiles; pigment libre rouge foncé et bleu clair.

Le 2 février au soir le malade a un accès de fièvre.

Examen du sang fait le 3 février au matin (une dose de sulfate de quinine a été prescrite ce matin, mais le malade ne l'a pas encore prise au moment où je fais l'examen du sang) : corps n° 1 en assez grand nombre ; corps n° 2 munis de filaments mobiles; pas de corps n° 3 ; corpuscules brillants, mobiles.

Le 4 février, nouvel accès de fièvre, à la suite duquel le malade prend deux doses de sulfate de quinine de 0^{gr},50 chacune.

Examen du sang fait le 6 février : corps n° 1 en moins grand nombre que le 3 février ; corps n° 2 en petit nombre, immobiles : sur aucun de ces corps je ne puis apercevoir de filaments périphériques mobiles ; corps n° 3.

10 février. Il n'y a pas eu de nouveaux accès, le malade se trouve mieux.

Examen du sang fait le 10 février : corps n° 1 en petit nombre ; corps n° 2 immobiles, très rares ; pas de corps n° 3 ; quelques corpuscules brillants, mobiles.

OBSERVATION XXV

C..., soldat au 8e escadron du train, entre à l'hôpital militaire de Constantine le 3 octobre 1880, se disant malade depuis un jour seulement.

C... est caserné au Bardo, c'est-à-dire sur un des points les plus insalubres de Constantine. Je constate l'existence d'une fièvre continue, inflammatoire, qui cède facilement au sulfate de quinine.

Le 5 novembre, la fièvre reparaît et s'accompagne de gastralgie, de vomissements bilieux, d'une prostration très grande des forces. Cet accès pernicieux gastralgique cède aux injections hypodermiques de chlorhydrate de quinine, et au sulfate de quinine administré à l'intérieur lorsque les vomissements ont cessé.

16 novembre. La fièvre a disparu complètement depuis le 7 novembre, le malade ne prend plus de sulfate de quinine depuis le 8 novembre.

Examen du sang fait le 16 novembre au matin : corps n° 1 en assez grand nombre ; corps n° 2 munis de filaments mobiles ; pas de corps n° 3 ; petits corps arrondis, brillants, mobiles ; un peu de pigment libre.

Du 17 au 23 novembre je prescris du sulfate de quinine : 1^{gr},60 d'abord par jour, en deux fois, puis 0^{gr},80.

Examen du sang fait le 20 novembre au soir : le nombre des

éléments parasitaires du sang a considérablement diminué, je trouve cependant encore quelques corps n° 1 ; et même quelques corps n° 2 munis de filaments mobiles ; corps n° 3 en petit nombre ; corpuscules brillants mobiles ; un peu de pigment libre.

Nouvel examen du sang fait le 23 novembre : corps n° 1 mais en très petit nombre ; pas de corps n° 2 ni n° 3

Le 24 novembre le malade part en congé de convalescence.

CHAPITRE V

Nature des corps n° 1, n° 2 et n° 3 trouvés dans le sang des malades atteints de fièvre palustre. Leur origine parasitaire. Le nouveau parasite trouvé chez ces malades est un hématozoaire se rapprochant des oscillariées.

Je ne m'arrêterai pas longtemps à démontrer que les corps n° 1, n° 2 et n° 3 décrits ci-dessus se trouvent bien réellement dans le sang ; on a vu plus haut les précautions minutieuses qui ont été prises pour prévenir l'introduction de corps étrangers dans les préparations. Les lamelles de verre porte-objet et couvre-objet étaient lavées avec soin dans l'alcool ainsi que le doigt du malade, le sang était examiné pur, sans mélange à aucun liquide, enfin les préparations étaient bordées à la paraffine. Ces précautions n'empêchent pas, il est vrai, l'introduction dans les préparations de quelques particules à l'état de suspension dans l'air ; mais comment admettre que les corps pigmentés se soient trouvés dans l'air uniquement lorsque j'examinais le sang de malades atteints de fièvre palustre ? Comment croire que les corps n° 2, avec leurs filaments mobiles et délicats, se trouvaient à l'état de dessication dans l'air et qu'ils reprenaient leur forme et leurs mouvements lorsqu'ils étaient tombés dans la goutte de sang en préparation ? Comment comprendre, si ces corps existaient en grande quantité dans l'air, qu'ils ne se soient trouvés que dans le sang de certains malades, tous atteints de fièvre palustre ? Comment expliquer enfin la relation, que j'ai maintes fois constatée, entre l'abondance ou la rareté de ces éléments et l'état de maladie ou de guérison des individus atteints de fièvre palustre, si leur introduction dans le sang n'était qu'un effet du hasard ? J'ai eu soin du reste de faire les préparations tantôt dans les salles, à côté des lits des malades, tantôt dans mon laboratoire, et les résultats ont été les mêmes.

Je crois pouvoir affirmer que les corps n° 1, n° 2 et n° 3 proviennent bien réellement du sang.

Est-il possible de confondre ces corps avec des éléments du sang normal plus ou moins altérés? Évidemment, non. Les corps n° 2 avec leurs grains de pigment disposés en couronne et leurs filaments périphériques mobiles, ne ressemblent à aucun élément normal ou pathologique du sang; les grains noirs de pigment ne peuvent pas être confondus avec l'état granuleux des leucocytes, et il est à peine besoin de dire que les mouvements très vifs et très rapides des filaments périphériques ne ressemblent en rien aux mouvements amiboïdes des leucocytes; les mouvements amiboïdes des leucocytes ne s'observent

du reste dans le sang de l'homme que quand on se
sert de la platine chauffante, qui n'a jamais été em-
ployée dans ces recherches. Aucun des confrères
auxquels j'ai pu montrer les corps n° 2 à l'état de
mouvement n'a hésité un seul instant à reconnaître
qu'il s'agissait bien d'un être animé, d'un parasite. Il suffit de jeter les yeux sur la figure 2
(planche II) pour comprendre que des corps sembla-
bles à ceux qui sont figurés en B et B′ ne peuvent
pas être confondus avec des leucocytes, si déformés
et si pigmentés qu'on les suppose. Quand on a
constaté *de visu* les mouvements si vifs et si remarquables des filaments périphériques, il n'est pas possible de conserver l'ombre d'un doute à cet égard ;
ce curieux spectacle convertit les plus incrédules.
Même à l'état de repos, les corps n° 2 sont faciles à distinguer des leucocytes : leur diamètre est
plus petit que celui de ces derniers, les grains de
pigment qu'ils renferment sont disposés, le plus souvent, d'une façon régulière ; on ne constate pas l'existence de noyaux à l'intérieur ; sous l'influence de
l'acide osmique et de la glycérine on voit apparaître
un double contour ; enfin le carmin ne colore ces
corps que très difficilement et il donne seulement
une teinte rosée très pâle à la partie centrale ; la
partie comprise entre les lignes du double contour
ne se colore pas.

Les hématies se présentent quelquefois à l'observateur avec une forme qui rappelle celle des corps

n° 1, mais c'est là seulement une apparence; dès que les corpuscules du sang se déplacent, on constate qu'ils ont la forme discoïde caractéristique, tandis que les corps n° 1, alors même qu'ils sont entraînés par un courant dans la préparation et qu'ils se montrent, en roulant sur eux-mêmes, sous leurs différentes faces, conservent l'aspect d'un élément cylindrique plus ou moins effilé à ses extrémités et légèrement incurvé; les corps n° 1 sont toujours pigmentés, tandis que les corpuscules rouges du sang ne le sont jamais; traités par l'acide osmique et la glycérine picrocarminatée, ils montrent un double contour et la partie centrale prend une teinte d'un rose très pâle ; inutile d'ajouter qu'on n'observe rien d'analogue sur les globules rouges.

Les corps n° 3 ont, il est vrai, une grande ressemblance avec des leucocytes chargés de granulations pigmentaires ; la forme, les dimensions sont à peu près les mêmes. Ces deux espèces d'éléments présentent cependant encore quelques caractères distinctifs : les grains de pigment affectent souvent une disposition assez régulière, dans les corps n° 3, ils sont égaux entre eux, régulièrement arrondis, on ne trouve pas de noyaux à l'intérieur, enfin ces corps ne se colorent pas ou du moins ne se colorent que très difficilement par le carmin, contrairement à ce qui arrive pour les leucocytes. Nous avons vu qu'il est facile de s'assurer directement que les corps n° 3 résultent d'une transformation des corps n° 2, puisque, en laissant sous l'objectif du microscope un corps n° 2 muni de filaments mobiles, on y retrouve au bout de quelque temps un corps n° 3; avec un peu de patience, on arrive même à voir cette transformation s'opérer au moment où les mouvements des filaments mobiles s'arrêtent, c'est-à-dire, très probablement, au moment où les corps n° 2 meurent.

Je ne conteste pas du reste la possibilité de trouver dans le sang des malades atteints de fièvre palustre de véritables leucocytes renfermant des granulations pigmentaires. Le pigment mis en liberté après la destruction des corps n° 2 et n° 3, doit avoir une grande tendance à s'incorporer aux leucocytes comme font les matières pulvérulentes que l'on injecte dans le sang des animaux.

La nature parasitaire des corps n° 1, n° 2 et n° 3, ne me paraît pas contestable.

S'agit-il d'un parasite appartenant au règne animal ou au règne végétal?

Le fait que ces éléments parasitaires vivent dans un milieu alcalin comme le sang indique déjà qu'ils appartiennent au règne animal. L'action toxique que le sulfate de quinine exerce sur eux est aussi une excellente preuve de leur animalité. On sait qu'il suffit d'ajouter un peu de quinquina à une infusion végétale pour empêcher le développement des infusoires dans ce liquide. Au contraire, les champignons vivent très bien dans des solutions de sulfate de quinine. Dans les hôpitaux militaires on se sert journellement d'une solution de sulfate de quinine au cinquantième qui est renfermée dans des bouteilles ordinaires ; quand ces bouteilles ont servi pendant quelque temps sans être nettoyées soigneusement, leur paroi interne se couvre de taches brunâtres qui finissent par se réunir et par former un enduit continu ; il est facile de s'assurer que ces taches sont formées par un champignon qui vit par conséquent dans une solution concentrée de sulfate de quinine.

Les mouvements très vifs et très variés des filaments mobiles des corps n° 2, donnent du reste à l'observateur l'impression d'un animalcule voisin des infusoires.

A quelle espèce appartient ce nouvel hématozoaire ? Ici, j'avoue mon embarras et je fais appel aux naturalistes. J'avais d'abord pensé qu'il s'agissait d'un amibe, qui, à l'état de développement complet, était muni de filaments mobiles ; nous avons vu, en effet, que les corps n° 2, en dehors des mouvements oscillatoires qui leur sont imprimés par les filaments mobiles, présentent assez souvent des mouvements lents, analogues à ceux des amibes ; mais j'ai dû abandonner cette idée lorsque j'ai eu constaté que les filaments mobiles pouvaient se détacher des corps n° 2 et vivre à l'état de liberté dans le sang. Je suppose aujourd'hui que les filaments mobiles renflés légèrement à une de leurs extrémités représentent l'état parfait du parasite du sang, et que les corps n° 1, n° 2 et n° 3 ne sont que des espèces de poches dans lesquelles ces parasites vivent pendant un certain temps à l'état d'agglomération, d'enkystement.

Les corpuscules brillants, arrondis, mobiles, que l'on trouve presque toujours dans les préparations du sang provenant des malades atteints de fièvre palustre, représentent peut-être la première phase de développement des éléments parasitaires. Ces corpuscules n'ont pas, du reste, de caractère spécifique.

Les filaments mobiles des corps n° 2 ont une grande analogie avec des *oscillariées*. Il est à noter que plusieurs observateurs, qui ne soupçonnaient pas l'existence de ces animalcules dans le sang des malades atteints de fièvre palustre, ont attribué déjà un grand rôle aux oscillariées dans la pathogénie de l'impaludisme. Hallier, le premier je crois, a émis cette opinion, toute théorique d'ailleurs.

Le Dr Schurtz de (Zwickau) cite le fait d'un homme pris de fièvre intermittente dans des conditions de salubrité très bonnes en apparence; ce malade se livrait à l'étude des cryptogames et il avait dans sa chambre à coucher vingt-quatre soucoupes renfermant des oscillariées (*Arch. d. Heilk.*, 1868, p. 69). S'il était démontré que les filaments mobiles des corps n° 2 sont bien réellement de l'espèce des oscillariées, le nom *d'Oscillaria malariæ* conviendrait bien au nouvel hématozoaire.

CHAPITRE VI

Rôle pathologique des éléments parasitaires trouvés dans le sang des malades atteints de fièvre palustre. Nature de l'impaludisme.

Quelle est l'importance pathologique des éléments parasitaires qui se trouvent dans le sang des malades atteints de fièvre palustre? Ces éléments sont-ils la cause directe des accidents de l'impaludisme ou bien leur rôle n'est-il qu'accessoire et leur développement dans le sang ne dépend-il que de l'affaiblissement général produit par la fièvre? On sait que l'organisme est facilement envahi par les parasites lorsque des maladies antérieures ont diminué sa force de résistance: le muguet, le pityriasis versicolor, les ascarides se développent de préférence chez des individus cachectiques; pour prendre un exemple récent, on discute encore pour savoir si l'anguillule stercorale est la cause de la diarrhée chronique de Cochinchine, ou bien si ce parasite trouve seulement chez les individus atteints de cette maladie un milieu favorable à son développement.

Il me paraît évident que les éléments parasitaires qui ont été décrits dans le chapitre II de ce travail sous les dénominations de corps n° 1, n° 2 et n° 3, jouent le rôle principal dans la pathogénie des accidents de l'impaludisme. Les propositions suivantes ne me paraissent laisser aucun doute à cet égard :

1° Ces éléments parasitaires ne se rencontrent que dans le sang des malades atteints de fièvre palustre. Je les ai cherchés en vain dans le sang d'individus atteints de diarrhée ou de dysenterie chronique, de fièvre typhoïde, de tuberculose, etc.; cependant ces derniers malades étaient aussi profondément anémiés que ceux qui avaient eu les fièvres et dont le sang renfermait des éléments parasitaires, et ils avaient vécu dans le même milieu. Il est vrai de dire qu'on ne peut pas toujours constater la présence des corps pigmentés dans le sang des malades atteints de fièvre palustre; mais l'examen ne portant que sur une ou deux gouttes de sang, on conçoit sans peine qu'il soit difficile de découvrir les parasites quand ils sont en petit nombre; il est probable, d'ailleurs, que les parasites se fixent volontiers dans certains organes, dans la rate en particulier, et qu'ils ne sont entraînés dans le torrent circulatoire que lorsqu'ils se sont beaucoup multipliés.

2° A l'autopsie des individus morts de fièvre pernicieuse, on trouve dans le sang et dans les vaisseaux capillaires de tous les organes, notamment de la rate et du foie, un très grand nombre d'éléments pigmentés identiques aux corps n° 3, c'est là un caractère absolument constant de l'impaludisme aigu et qu'on n'observe dans aucune autre maladie. Chez les malades qui succombent à l'impaludisme chronique, il existe également des éléments pigmentés dans le sang, mais ces éléments se localisent en général dans le foie et la rate.

3° Les hématozoaires, nombreux dans le sang des malades qui ont la fièvre depuis longtemps et qui ne sont pas traités d'une façon régulière, disparaissent rapidement lorsque ces malades sont soumis à la médication quinique. C'est, très probablement, parce qu'il tue ces parasites du sang que le sulfate de quinine guérit les malades atteints de fièvres palustres.

Il y a bien longtemps qu'on a émis pour la première fois l'idée que l'impaludisme était produit par un parasite, par un germe animé; pour trouver le père de la théorie parasitaire des fièvres palustres, il faudrait remonter jusqu'à Lancisi, voire même jusqu'à Lucrèce.

Dans ces vingt dernières années, la question est sortie de la phase spéculative pour entrer dans la phase expérimentale, et un grand nombre d'observateurs distingués se sont mis de tous côtés à la recherche du germe animé des fièvres palustres. Pour donner une idée de l'importance de ce courant scientifique, il me suffira de citer les travaux de

J. Lemaire (*Comptes rendus de l'Académie des sciences*, 1864, p. 426), de Massy (*Army med. Report*, 1865, t. VII, p. 539), de Salisbury (*American Journ. of the med. sc.*, 1866, et *Revue des cours scientifiques* 6 novembre 1869), de Balestra (*Congrès med. de Florence*, in *Union médicale*, 1869, p. 645, et *Acad. des sciences*, 18 juillet 1870), de Lanzi et Terrigi (1875) de Magnin (thèse, Paris, 1876), de Corre (*Archives de médecine navale*, 1877), de Frédéric Eklund (même recueil, 1878), de Klebs et Tommasi Crudeli (*Reale Accademia dei Lincei*, série 4e, t. III, anal. in *Revue d'hygiène* 1879, p. 760).

Il est à remarquer que le but principal, sinon unique, poursuivi par tous ces observateurs a été de trouver les germes de la fièvre dans l'air, dans l'eau et dans le sol des localités marécageuses et que la recherche de ces germes dans le sang des malades atteints des différentes formes de l'impaludisme n'a été faite que d'une manière secondaire et en quelque sorte accessoire. C'est ainsi que Salisbury et Eklund disent avoir trouvé dans le sang et dans l'urine des malades atteints de fièvre palustre les champignons qu'ils considèrent comme la cause de la fièvre, *Palmelles* (Salisbury), *Limnophysalis hyalina* (Eklund).

L'air, l'eau et le sol des localités marécageuses contiennent un très grand nombre d'êtres microscopiques appartenant soit au règne animal, soit au règne végétal ; aussi comprend-on qu'il soit difficile de dire quel est celui de ces êtres qui engendre la fièvre et qu'on ait été amené à décrire, comme le parasite ou le germe de la fièvre intermittente, tantôt un champignon, tantôt un autre, suivant les variétés qui dominaient dans les localités où se faisaient les observations.

MM. Lanzi et Terrigi et MM. Klebs et Tommasi Crudeli ont demandé à la pathologie expérimentale la solution de ce problème. Malheureusement les manifestations de l'impaludisme sont fort obscures chez les animaux, si tant est qu'elles existent.

MM. Lanzi et Terrigi ont trouvé du pigment mélanique dans le foie et la rate de cobaies qui avaient respiré l'air des marécages; en cultivant les granules pigmentaires contenus dans la rate et le foie d'individus morts de cachexie palustre, les mêmes observateurs disent avoir obtenu une végétation comparable aux *Zooglea*, à laquelle ils donnent le nom de *Bacteridium brunneum*.

MM. Klebs et Tommasi Crudeli ont inoculé à des animaux, notamment à des lapins, le liquide provenant du lavage des terres marécageuses; ils auraient réussi à produire ainsi des fièvres périodiques chez les animaux inoculés; la rate de ces animaux se tuméfiait et se remplissait de pigment comme chez l'homme atteint de fièvre palustre. MM. Klebs et Tommasi Crudeli arrivent à cette conclusion, que les accidents de l'impaludisme sont produits par un champignon auquel ils proposent de donner le nom de *Bacillus malariæ;* le *Bacillus malariæ* se développerait dans le corps des animaux sous la forme de longs filaments qui, d'abord homogènes, se cloisonneraient ensuite de manière à figurer des articles à l'intérieur desquels se formeraient des spores.

Le *Bacteridium brunneum* et le *Bacillus malariæ* ne ressemblent en rien aux éléments pigmentés qui existent dans le sang des malades atteints de fièvre palustre, et je crois que ces prétendus parasites de la fièvre palustre ne sont pas plus authentiques que les palmelles; les tentatives expérimentales que je viens de rappeler n'en sont pas moins intéressantes. Le fait que MM. Klebs et Tommasi Crudeli ont réussi à reproduire dans la rate et dans le foie d'animaux inoculés avec l'eau provenant du lavage d'un terrain marécageux, des granulations pigmentaires analogues à celles qu'on trouve sur le cadavre des malades atteints de fièvre palustre, semble indiquer qu'on peut cultiver chez les animaux les corps pigmentés qui chez l'homme engendrent la fièvre intermittente. Quant à la culture faite par Lanzi et Terrigi des éléments pigmentés provenant de la rate et du foie d'individus morts de cachexie palustre, j'ai beaucoup de peine à y croire; tous les corps pigmentés que l'on recueille sur le cadavre sont morts; d'autre part la végétation, comparable aux *zooglea,* qui a été obtenue dans ces conditions, ne me paraît avoir aucun rapport avec les véritables parasites des fièvres palustres qui sont, comme nous l'avons vu, des animalcules se rapprochant des oscillariées.

La recherche directe des parasites de la fièvre palustre dans l'air, dans l'eau et dans le sol des localités les plus insalubres n'ayant donné jusqu'ici que des résultats peu satisfaisants, il était indiqué de changer de méthode et de suivre une marche inverse à celle adoptée par les précédents observateurs. Maintenant que l'on connaît la nature des éléments dont la présence dans le sang donne naissance aux accidents de l'impaludisme, il sera probablement facile de retrouver ces parasites à l'état parfait ou à l'état de germes dans l'air, l'eau ou le sol des localités marécageuses.

Je crois que l'impaludisme doit prendre place désormais parmi les maladies parasitaires; l'impaludisme est une maladie parasitaire du sang, comme la trichinose est une maladie parasitaire des muscles, et la gale une affection parasitaire de la peau.

Les hématozoaires qui se développent dans le sang des malades atteints de fièvre palustre sont bien des parasites, ce ne sont pas des ferments, et de fait l'impaludisme se comporte comme les maladies parasitaires et non comme les maladies miasmatiques ou virulentes; il n'y a pas dans l'impaludisme de période d'incubation d'une durée constante, pas d'évolution régulière des accidents, pas d'immunité conférée par une première atteinte, bien au contraire, une tendance très grande aux rechutes.

On s'explique facilement pourquoi l'impaludisme n'est pas contagieux bien qu'il soit produit par un parasite. Les maladies occasionnées par des parasites vivant à la surface du corps, comme la gale et les teignes, sont contagieuses, parce que les parasites qui les produisent : sarcoptes, achorion, trichophyton, sont facilement transportables d'un individu à un autre ; mais celles qui relèvent de parasites vivant à l'intérieur du corps, comme les trichines, les échinocoques, les helminthes, ne sont nullement contagieuses ; on conçoit que l'impaludisme prenne place parmi ces dernières, puisque les parasites qui le produisent se développent dans le sang.

Si l'on inoculait du sang d'un malade atteint de fièvre palustre à un individu sain, il est plus que probable qu'on ne verrait pas la fièvre intermittente se développer chez ce dernier. En admettant même que le sang inoculé renfermât des éléments parasitaires, ces éléments ne tarderaient pas à mourir dans le tissu conjonctif où ils auraient été déposés, et ce n'est que par l'effet du hasard qu'ils pourraient pénétrer dans les vaisseaux sanguins. En procédant de la manière suivante, il est au contraire très probable qu'on réussirait à transplanter, pour ainsi dire, les éléments parasitaires d'un individu malade dans le sang d'un individu sain : après avoir choisi un malade dont le sang serait riche en éléments parasitaires, notamment en corps n° 2 avec filaments mobiles, on recueillerait quelques gouttes de sang chez ce malade et on les injecterait immédiatement dans les veines d'un individu sain. Il est très probable qu'en se plaçant dans ces conditions on verrait, au bout d'un laps de temps impossible à préciser, les accidents de l'impaludisme se développer chez l'individu inoculé. S'il s'agissait seulement d'inoculer la fièvre intermittente comme on inocule la vaccine par exemple, les sujets de bonne volonté ne manqueraient pas pour cette expérience, on en serait quitte pour quelques accès de fièvre qu'il serait facile d'arrêter avec le sulfate de quinine; mais c'est toujours une opération sérieuse que celle qui consiste à piquer une veine, et je ne voudrais pas, pour ma part, en prendre la responsabilité. Je me propose, lorsque nous serons dans une saison plus favorable, de tenter la culture des éléments parasitaires dans le sang des animaux; les faits annoncés par MM. Klebs et Tommasi Crudeli tendent à faire croire que cette expérience peut réussir.

Comment, par quel mécanisme, les éléments parasitaires que j'ai décrits sous les noms de corps n° 1, n° 2 et n° 3, produisent-ils les accidents si variés de l'impaludisme?

Une fois absorbés sous une forme et par une voie qui nous sont encore inconnues, les éléments parasitaires se développent, se multiplient dans le sang;

pendant cette période d'incubation, dont la durée est très variable, les malades n'éprouvent souvent aucun symptôme morbide. Par suite de leur accroissement et de leur multiplication, les parasites finissent par déterminer une irritation des différents organes, c'est alors que la fièvre apparaît, tantôt avec les caractères d'une fièvre continue, inflammatoire, tantôt avec ceux d'une fièvre intermittente. La présence des trichines dans les muscles donne lieu souvent à une fièvre assez vive pour que la confusion avec une fièvre typhoïde soit possible; on conçoit de même que la présence de nombreux éléments parasitaires dans le sang, et conséquemment dans tous les organes, puisse donner naissance à une fièvre inflammatoire plus ou moins intense.

La fièvre intermittente est due probablement à l'irritation que les éléments parasitaires arrivés à une certaine période de leur développement produisent dans la moelle. On sait qu'une irritation permanente du système nerveux se traduit souvent par des symptômes intermittents; que les tumeurs cérébrales, par exemple, ne se trahissent chez quelques malades que par des attaques épileptiformes se reproduisant à intervalles plus ou moins éloignés; il est donc facile de comprendre que l'irritation de la moelle produite par la présence des éléments parasitaires dans le sang donne naissance à des accidents intermittents. La régularité seule de l'intermittence qui s'observe dans les fièvres palustres est difficile à expliquer. Peut-

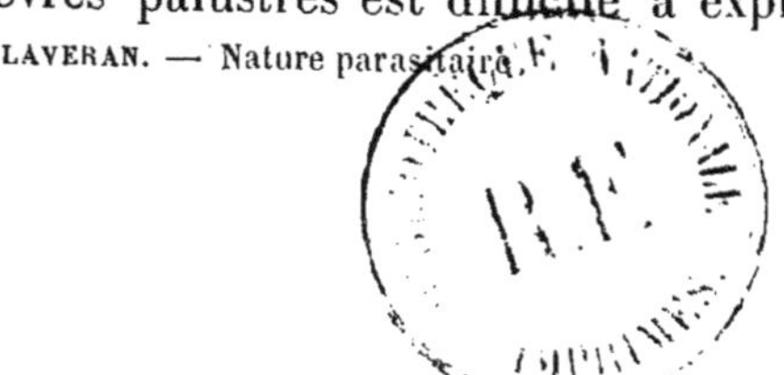

être faut-il admettre que l'irritabilité de la moelle est épuisée après chaque paroxysme fébrile et que l'intervalle qui sépare les accès de fièvre représente le temps nécessaire pour que cet épuisement se dissipe. On s'expliquerait ainsi que chez les individus vigoureux, nouvellement arrivés dans les pays où règne la malaria, les types continus et quotidiens des fièvres palustres soient les plus communs, tandis que chez les hommes affaiblis par des maladies antérieures et en particulier chez les cachectiques palustres, on observe le plus souvent les types à longues intermittences, types tierce, quarte. Il est logique d'admettre que chez ces derniers malades l'épuisement de l'influx nerveux médullaire qui suit chaque accès se dissipe moins rapidement que chez les individus en pleine santé qui n'ont pas encore été touchés par les fièvres.

La présence d'éléments parasitaires en grand nombre dans les vaisseaux capillaires du cerveau, qui en sont véritablement obstrués dans certains cas de fièvre pernicieuse, rend très bien compte du délire et du coma qui sont les symptômes les plus souvent observés chez les malades atteints d'accidents pernicieux. On sait que Frerichs avait fait jouer déjà un rôle important à l'accumulation du pigment dans les vaisseaux cérébraux, dans la pathogénie des accès pernicieux; il était difficile de comprendre pourquoi ces thromboses pigmentaires pouvaient se dissiper rapidement, et l'on a toujours objecté à Frerichs la

rapidité avec laquelle ces symptômes pernicieux dis-
paraissaient chez certains malades pour revenir parfois au bout d'un ou deux jours ; on ne comprenait
pas non plus dans cette hypothèse l'efficacité si mer-
veilleuse du sulfate de quinine. Le fait que l'obstruc-
tion des vaisseaux cérébraux est produite non par
des corps inertes, mais par des éléments parasitaires,
répond à toutes ces objections; il est facile de comprendre, en effet, que les éléments parasitaires qui
ont obstrué un instant les petits vaisseaux cérébraux
puissent être entraînés de nouveau dans le torrent circulatoire, surtout si le sulfate de quinine vient en-
gourdir ces parasites ou les tuer.

La rate, qui est le siège de prédilection des éléments
parasitaires, subit, soit dans les formes aiguës, soit
dans les formes chroniques de l'impaludisme, des altérations profondes qui entravent certainement ses
fonctions ; c'est là, sans doute, une des causes de
l'anémie profonde qui s'observe chez tous les malades
atteints de fièvre palustre.

A la longue, l'irritation produite par les éléments
parasitaires dans les différents organes de l'économie,
se traduit par les lésions de l'inflammation chronique ;
la présence des sarcoptes détermine des lésions inflammatoires très variées de la peau ; de même les
éléments parasitaires qui se trouvent dans les vaisseaux capillaires de la rate, du foie, etc., chez les
malades atteints de fièvre palustre, déterminent des
congestions de ces différents organes et donnent lieu

enfin à des lésions inflammatoires qui, une fois déve-
loppées, peuvent évoluer indépendamment de la fièvre
palustre. La rate, qui est le siège d'élection des éléments parasitaires, présente constamment chez les individus qui ont les fièvres depuis longtemps, les lésions
de la cirrhose hypertrophique ; les lésions inflammatoires du foie viennent ensuite, par ordre de fréquence, puis les lésions inflammatoires des reins et
des poumons.

Dans la rate et le foie des cachectiques palustres,
on trouve le plus souvent, outre les lésions de l'inflammation chronique, des éléments pigmentés qui
sont renfermés dans les petits vaisseaux et du pigment en masses irrégulières en dehors des vaisseaux.
Ce pigment situé en dehors des vaisseaux doit-il être
comparé à celui qui se montre dans tous les organes
enflammés chroniquement, dans le poumon des
tuberculeux par exemple ; ou bien faut-il admettre
que les granulations de pigment des éléments parasitaires contribuent à sa formation ? Lorsque les
corps n° 3 se désorganisent, les grains de pigment
qu'ils renfermaient sont versés dans le sang où il
n'est pas rare de les rencontrer à l'état de liberté ; les
leucocytes s'emparent très probablement de ce pigment libre et le transportent en dehors des vaisseaux,
comme ils font des matières pulvérulentes que l'on
injecte dans les veines des animaux. M. L. Colin a
appelé l'attention sur ce phénomène, et a montré avec
raison que c'était là une preuve de la diapédèse des

globules blancs chez l'homme (*Archives générales de médecine*, 1875).

On comprend sans peine pourquoi les récidives de fièvre intermittente sont si communes : il suffit que quelques éléments parasitaires situés dans la rate, par exemple, aient échappé à l'action du sulfate de quinine pour que ces éléments deviennent le point de départ de nouvelles générations des parasites ; la rechute se prépare en silence, le malade jouit cependant d'une bonne santé, mais quand les parasites se sont multipliés et qu'ils ont pris un accroissement suffisant, les paroxysmes fébriles reparaissent.

CONCLUSIONS

1° Il existe dans le sang des malades atteints de fièvre palustre des éléments parasitaires pigmentés qui se présentent sous trois aspects principaux.

2° Les éléments parasitaires du sang qui sont décrits dans ce travail sous les noms de corps n° 1, n° 2 et n° 3 ne représentent probablement que trois phases du développement d'un seul et même parasite comparable aux oscillariées, vivant à l'état d'agglomération ou d'enkystement pendant une partie de son existence.

3° Les éléments parasitaires pigmentés du sang ne se rencontrent que chez les malades atteints de fièvre palustre ; ils disparaissent chez les individus qui prennent du sulfate de quinine.

4° Les éléments parasitaires trouvés dans le sang des malades atteints de fièvre palustre sont de même nature que les corps pigmentés qui existent en si grand nombre dans les vaisseaux de tous les organes chez les sujets morts de fièvre pernicieuse, et qui ont été décrits jusqu'ici comme des leucocytes mélanifères.

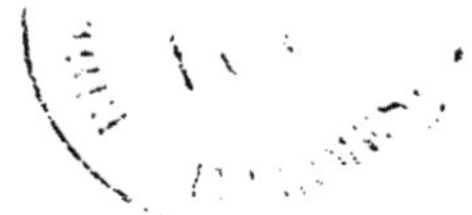

5° Les éléments parasitaires trouvés dans le sang des malades atteints de fièvre palustre sont la cause directe des accidents de l'impaludisme.

6° L'impaludisme doit prendre place désormais parmi les maladies parasitaires.

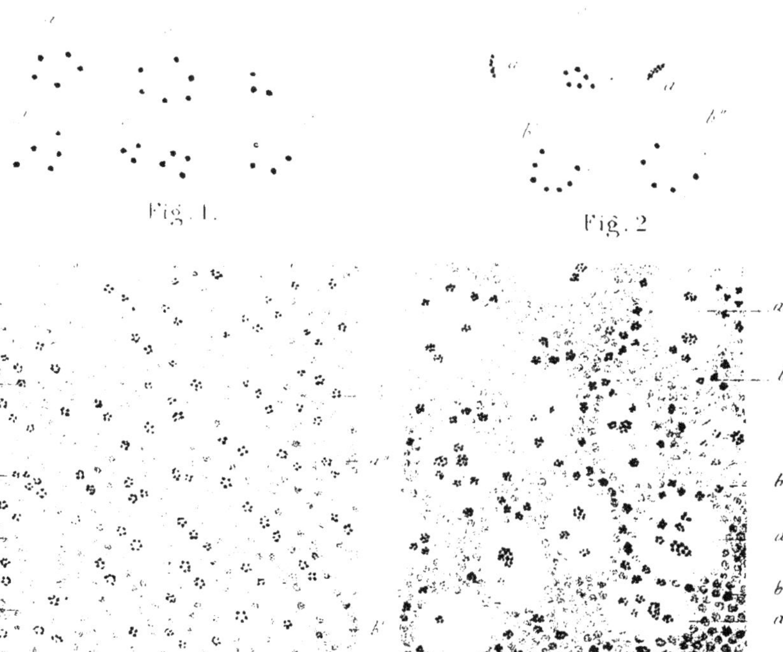

Fig. 1.

Fig. 2.

Fig. 3.

Fig. 4.

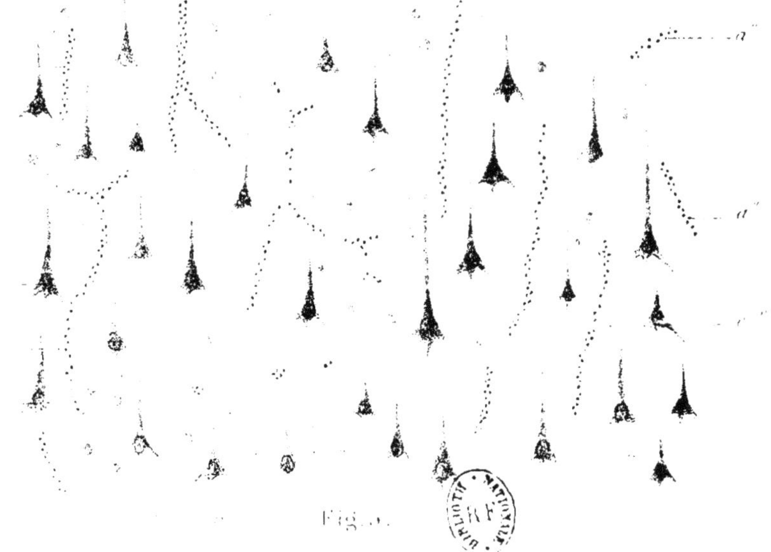

Fig. 5.

EXPLICATION DES PLANCHES

PLANCHE I

Figure 1. — *a, b, c, d, e, f*, éléments pigmentés trouvés au milieu des éléments dissociés de la rate dans un cas de fièvre pernicieuse. (Grossissement, 10.0 diamètres environ.)

Figure 2. — Éléments pigmentés trouvés dans le sang d'un homme mort de fièvre pernicieuse. — *a, a'*, éléments pigmentés allongés analogues aux corps n° 1. — *b, b', b"*, éléments pigmentés sphériques identiques aux corps n° 3. (Grossissement, 1000 diamètres environ.)

Figure 3. — Coupe du foie dans un cas de fièvre pernicieuse. (Oculaire 1, objectif vi de Verick.) — *a, a', a", a'''*, trabécules de substance hépatique. — *b, b', b", b'''*, capillaires sanguins renfermant des hématies et des éléments pigmentés en grand nombre.

Figure 4. — Coupe de la rate dans un cas de fièvre pernicieuse. (Oculaire 1, objectif vii de Verick.) — *a, a', a"*, orifices vasculaires; les bords de ces orifices sont mal limités; à l'intérieur on aperçoit des cellules endothéliales détachées plus ou moins complètement de la paroi sous-jacente, des cellules lymphoïdes et des éléments pigmentés. — *b, b', b"*, pulpe splénique; au milieu des cellules lymphoïdes on distingue des éléments pigmentés en grand nombre.

Figure 5. — Coupe du cerveau (substance grise des circonvolutions motrices) dans un cas de fièvre pernicieuse à forme comateuse. (Oculaire 2, objectif vii de Verick.) — *a, a', a", a'''*, capillaires renfermant un grand nombre d'éléments pigmentés. — *b, b'*, capillaires coupés en travers ; on distingue au centre des granulations de pigment. — *c, c', c"*, cellules cérébrales ; les espaces péricellulaires sont bien marqués. Cette coupe du cerveau a été colorée par le carmin et montée dans le baume de Canada. Par suite de la transparence parfaite des éléments pigmentés dans le baume, on ne distingue de ces éléments que les granulations de pigment.

PLANCHE II

Figure 1. — A, A′, corps n° 1. — B, corps ovalaire pigmenté. — C, corps n° 1 dans une préparation de sang traitée par l'acide osmique à 1/300 et la glycérine picrocarminatée; on aperçoit un double contour.

Figure 2. — A, corps n° 2 immobile — B, corps n° 2 avec filaments mobiles. Ces filaments, au nombre de quatre, sont munis d'un petit renflement à leur extrémité libre. — B′, autre aspect d'un corps n° 2 en mouvement; les filaments mobiles sont situés d'un même côté. — C, un filament mobile devenu libre. — D, corps sphérique rempli de granulations pigmentaires qui s'agitent très vivement. — E, corps n° 2 dans une préparation de sang traitée par l'acide osmique à 1/300 et conservée dans la glycérine picrocarminatée; on aperçoit un double contour.

Figure 3. — a, b, c, d, e, f, corps n° 3 plus ou moins déformés.

Figure 4. — A, corps n° 2 avec filaments mobiles vu à 9 heures du matin. — B, le même corps vu une demi-heure plus tard; les mouvements ont disparu, on ne voit plus trace des filaments périphériques. — C, le même corps vu le même jour à deux heures et demie du soir.

Figure 5. — a, a′, a″, corps n° 1 observés le 29 novembre 1880 à 2 heures 15 minutes du soir.

Figure 6. — b, b′, b″, aspect des corps représentés dans la figure précédente le 30 novembre au matin.

Figure 7. — A, corps n° 2 avec filaments mobiles vu le 1er décembre 1880 à 3 heures du soir. — B, le même corps vu à 3 heures 15 minutes; le corps primitivement sphérique s'est allongé peu à peu, les filaments sont toujours animés de mouvements très vifs. — C, le même corps vu à 3 heures 30 minutes; la forme est redevenue assez régulièrement sphérique. — D, le même corps à 3 heures 35 minutes; il est immobile, on ne distingue plus de filaments périphériques. — E, le même corps vu le 2 décembre à 8 heures 30 minutes du matin.

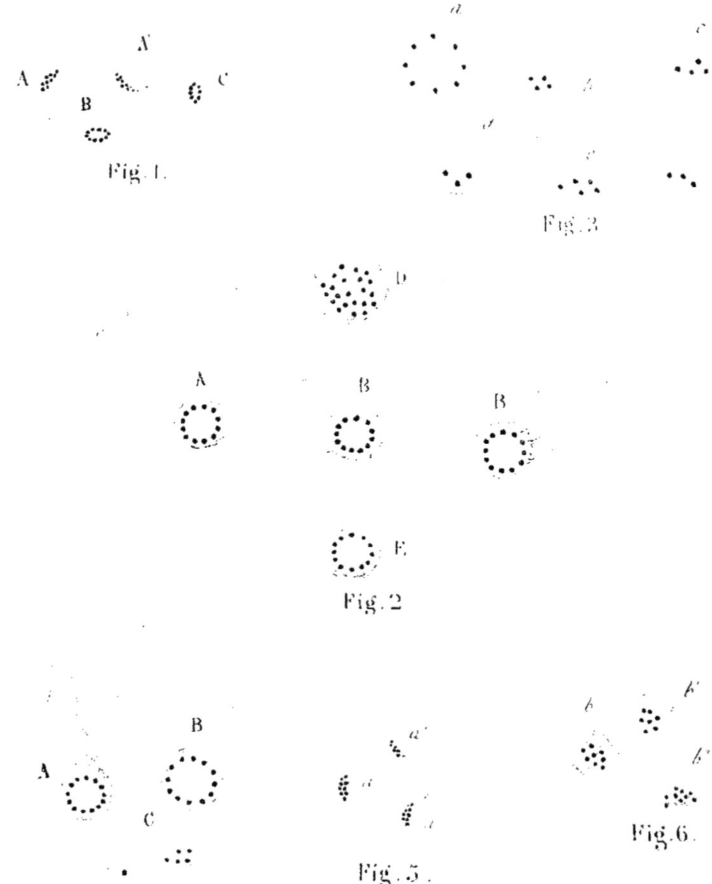

A
B
C
Fig. 1.
a
c
b
d
e
Fig. 3.
D
A
B
B
E
Fig. 2.
B
A
C
Fig. 4.
a
Fig. 5.
b
Fig. 6.
E
A
B
D
Fig. 7.

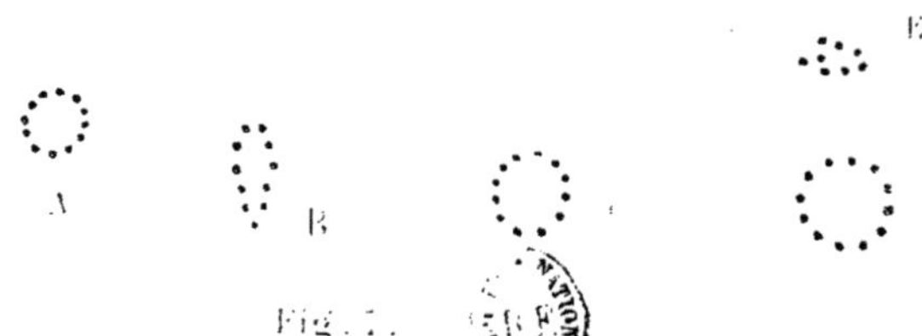

TABLE DES MATIÈRES

FIN DE LA TABLE DES MATIÈRES.

PARIS. — IMPRIMERIE ÉMILE MARTINET, RUE MIGNON, 2.

LIBRAIRIE J.-B. BAILLIÈRE ET FILS
19, rue Hautefeuille, près le boulevard Saint-Germain, à Paris.

NOUVEAUX ÉLÉMENTS DE PATHOLOGIE ET DE CLINIQUE MÉDICALES
PAR LES DOCTEURS

A. LAVERAN
Professeur agrégé à l'École de médecine
et de pharmacie militaires du Val-de-Grâce.

J. TEISSIER
Professeur agrégé à la Faculté de Lyon,
Médecin des hôpitaux de Lyon.

2 vol. in-8 de chacun 650 pages avec figures................ 18 fr.

L'ouvrage que viennent de publier MM. Laveran et Teissier est plus qu'un simple *Manuel de pathologie interne*, c'est un livre qui sera consulté avec fruit non-seulement par les commençants, mais encore par tous les médecins qui auront le désir d'être au courant des acquisitions les plus récentes de la science médicale. Il serait difficile ne effet de trouver un résumé plus clair et à la fois plus complet des nouvelles recherches faites, dans ces dernières années, en anatomie et en physiologie pathologique.

P. CUFFER, *France médicale.*

NOUVEAUX ÉLÉMENTS DE MATIÈRE MÉDICALE ET DE THÉRAPEUTIQUE
EXPOSÉ DE L'ACTION PHYSIOLOGIQUE ET THÉRAPEUTIQUE DES MÉDICAMENTS
PAR LES PROFESSEURS

NOTHNAGEL ET **ROSSBACH**

Traduction par le docteur ALQUIER

AVEC UNE INTRODUCTION

Par Ch. BOUCHARD
Professeur de pathologie et de thérapeutique générales à la Faculté de médecine de Paris.

Paris, 1880, 1 vol. gr. in-8 de 860 pages........ 14 fr.

Notre littérature médicale s'enrichit d'un nouveau traité de thérapeutique et de matière médicale. Le succès de l'édition allemande, la notoriété scientifique des auteurs présagent à cette traduction une fortune qui n'a besoin pour s'établir d'aucune recommandation. Ce livre poursuivra son chemin et sera chez nous, comme il l'a été ailleurs, profitable aux élèves et aux médecins. A ceux qui ont été élevés à l'École de Paris, il ne fera pas oublier les leçons de Gubler; il n'affaiblira pas pour eux la trace lumineuse laissée par l'enseignement de Trousseau. Sa méthode n'a d'ailleurs rien de commun avec celle de ces maîtres; il s'écarte de leur œuvre par les tendances comme par les procédés. Sous ce rapport il offre à la critique des points intéressants de comparaison. Dégagé de toute préoccupation doctrinale, il résume avec concision, mais avec des détails suffisants, ce qui concerne la multitude des agents thérapeutiques; il est avant tout l'inventaire de la matière médicale, mais ne saurait être considéré comme le compendium de la thérapeutique; car la matière médicale n'est pas plus la thérapeutique que les moyens d'exploration ne sont la pathologie. Ce n'est pas le livre des indications, c'est le recueil des remèdes. Il vise surtout l'application pratique immédiate. Nos compatriotes y apprendront avec intérêt ce qu'est la thérapeutique de nos voisins. Grâce à l'exposé détaillé des travaux étrangers que nous connaissons moins, et à la mention plus discrète des travaux français que nous ne pouvons pas ignorer, ils se remettront facilement en mémoire l'action physiologique des médicaments. Cette connaissance, qui date d'hier, s'impose de toute nécessité à quiconque veut pratiquer la médecine. Ce n'est pas la base de la thérapeutique; mais c'est la première condition requise pour choisir parmi les agents thérapeutiques. Connaître des effets physiologiques que provoquent les médicaments, c'est savoir comment on intervient. Si le médecin sait ce qu'il fait, il aura sans doute le désir de savoir aussi pourquoi il le fait; il recherchera les indications, se sentant capable de les remplir. Si le livre de MM. Nothnagel et Rossbach éveille cette curiosité chez le lecteur, il aura doublé les services qu'il peut rendre.

Je dois rendre hommage aux mérites de la traduction. Claire, concise, elle est en même temps d'une scrupuleuse exactitude. M. le docteur Alquier s'est acquitté avec un rare bonheur d'une tàche difficile. Grâce à lui, ce livre est devenu vraiment français, sans rien perdre de sa physionomie propre.

CH. BOUCHARD.

ENVOI FRANCO CONTRE UN MANDAT SUR LA POSTE.

COURS DE THÉRAPEUTIQUE
PROFESSÉ A LA FACULTÉ DE MÉDECINE
Par A. GUBLER
Professeur à la Faculté de médecine de Paris,
Médecin de l'hôpital Beaujon, membre de l'Académie de médecine.

1880. 1 vol. in-8 de 568 pages...................... 9 fr.

Le *Cours de thérapeutique professé à la Faculté de médecine* par M. Gubler n'a rien de commun avec les *Leçons de thérapeutique* publiées par un de ses élèves.

LE CARNET
DU MÉDECIN PRATICIEN
**Formules. — Ordonnances. — Tableaux du pouls,
de la Respiration et de la Température. — Comptabilité.**

Un cahier oblong, avec cartonnage souple.......... 1 fr.
Franco par la poste.

Le treizième exemplaire gratis, pour toute demande de 12 exemplaires
en une seule fois.

TRAITÉ DES MALADIES ÉPIDÉMIQUES
ORIGINE, ÉVOLUTION, PROPHYLAXIE
Par Léon COLIN
Professeur d'épidémiologie à l'École du Val-de-Grâce.

1879, 1 vol. in-8 de XVIII-1032 pages...................... 16 fr.

DU MÊME AUTEUR :

Traité des fièvres intermittentes. Paris, 1870, 1 vol. in-8 de 544 pages, avec
un plan médical de Rome.   8 fr.

De la variole, au point de vue épidémiologique et prophylactique. Paris, 1873,
1 vol. in-8 de 159 pages, avec 3 fig. de tracés.   3 fr. 50

Études cliniques de médecine militaire, observations et remarques recueillies
à l'hôpital militaire du Val-de-Grâce, spécialement sur la tuberculisation aiguë et sur
es affections des voies respiratoires et digestives. 1864, 1 vol. in-8 de 304 p.   5 fr.

Épidémies et milieux épidémiques. 1873, 1 vol. in-8 de 114 pages.   2 fr. 50

De la fièvre typhoïde dans l'armée. 1878, 1 vol. in-8 de 200 pages.   4 fr.

AIDE-MÉMOIRE DE MÉDECINE, DE CHIRURGIE ET D'ACCOUCHEMENTS
VADE-MECUM DU PRATICIEN
Par le docteur A. CORLIEU
Troisième édition, revue, corrigée et augmentée.

1877, 1 vol. in-18 de 686 pages, avec 420 figures. Cartonné......... 6 r.

ARSENAL DU DIAGNOSTIC MÉDICAL
MODE D'EMPLOI ET APPRÉCIATION DES PROCÉDÉS ET DES INSTRUMENTS D'EXPLORATION
EMPLOYÉS EN SÉMÉIOLOGIE ET EN THÉRAPEUTIQUE
AVEC LES APPLICATIONS AU LIT DU MALADE
Par le docteur Maurice JEANNEL, médecin aide-major de 1re classe.

1877. 1 vol. in-8 de 440 pages, avec 262 figures.   7 fr.

TRAITÉ DE DIAGNOSTIC MÉDICAL
GUIDE CLINIQUE POUR L'ÉTUDE DES SIGNES CARACTÉRISTIQUES DES MALADIES
CONTENANT UN PRÉCIS DES PROCÉDÉS PHYSIQUES ET CHIMIQUES D'EXPLORATION CLINIQUE
Par V.-A. RACLE
Médecin des hôpitaux de Paris, professeur agrégé de la Faculté de médecine
Sixième édition
PRÉSENTANT L'EXPOSÉ DES TRAVAUX LES PLUS RÉCENTS
Par les docteurs Ch. FERNET et I. STRAUS
Médecins des hôpitaux.

1878. 1 vol. in-18 jésus de XII-860 pages, avec 99 figures. — Cart.   8 fr.

ENVOI FRANCO CONTRE UN MANDAT SUR LA POSTE.

DE LA LIBRAIRIE J.-B. BAILLIÈRE et FILS

19, rue Hautefeuille, près le boulevard Saint-Germain, à Paris.

BIBLIOTHÈQUE MÉDICALE

COLLECTION D'OUVRAGES POUR LA PRÉPARATION AUX EXAMENS DU GRADE DE DOCTEUR
ET D'OFFICIER DE SANTÉ AUX CONCOURS DE L'EXTERNAT ET DE L'INTERNAT

Dictionnaire de médecine, de chirurgie, de pharmacie, de l'art vétérinaire et des sciences qui s'y rapportent. 14ᵉ *édition*, par E. LITTRÉ et Ch. ROBIN. 1 beau vol. gr. in-8 de 1800 pages à 2 colonnes, avec 550 figures.............. 20 f

1ᵉʳ Examen. — Physique, Chimie et Histoire naturelle médicales.

BUIGNET. Manipulations de physique. 1 vol. in-8, cart.   16 fr.

CAUVET. Histoire naturelle. 2 vol. in-18 jésus.   12 fr.

ENGEL. Chimie médicale. 1 vol. in-18. 8 fr.

GUIBOURT et PLANCHON. Drogues. 4 vol. in-8.   36 fr.

WUNDT et MONOYER. Physique médicale. In-8.   12 fr.

2ᵉ Examen. — Anatomie, Histologie, Physiologie.

ANGER. Anatomie chirurgicale. 1 vol. in-8 et atlas.   40 fr.

BEAUNIS. Physiologie. 2 v. in-8, cart. 25 f.

BEAUNIS et BOUCHARD. Anatomie descriptive et embryologie. 1 vol. in-8.   20 fr.

— Anatomie et dissection. In-8. 4 fr. 50

CUYER et KUHFF. Le Corps humain. 2 vol. in-8, avec 27 pl.   75 fr.

DUVAL. Technique. 1 vol. in-18.   4 fr.

FAU. Anatomie artistique. In-8, fig. noires, 4 fr., fig. col   10 fr.

KUSS et DUVAL. Physiologie In-18. 8 fr.

MOREL et VILLEMIN. Histologie humaine. In-8 et atlas.   16 fr.

ROBIN. Histologie. 1 vol. in-8.   6 fr.

— Microscope, 2ᵉ édit. In-8.   20 fr.

3ᵉ Examen. — Pathologie externe, Accouchements, Médecine opératoire. Pathologie interne, pathologie générale.

BERNARD et HUETTE. Médecine opératoire. In-18, fig. noires, 24 fr., fig. col   48 fr.

BOUCHUT. Pathologie générale. In-8. 20 f.

CHAILLY. Accouchements. 1 v. in-8. 10 fr.

CHAUVEL. Opérations. In-18 jésus. 6 fr.

CHRÉTIEN, Nouveaux élémeets de médecine opératoire. 1 vol in-18.

CORLIEU. Aide-mémoire de médecine et de chirurgie. 1 vol. in-18, cart. 6 fr.

DAREMBERG. Histoire des sciences médicales, 2 vol. in-8.   20 fr.

GOFFRES. Bandages. 1 vol. in-18, figures noires 18 fr., fig. col., cart.   36 fr.

GUYON. Chirurgie clinique. In-8.   12 fr.

LAVERAN et TEISSIER. Pathologie et clinique médicales. 2 vol. in-8.   18 fr.

NÆGELÉ. Accouchements. 1 v. in-8. 12 fr.

PÉNARD. Guide de l'accoucheur. In-18. 5 fr.

RACLE, FERNET et STRAUS. Diagnostic médical. 1 vol. in-18. cart.   8 fr.

VALLEIX et LORAIN. Guide du médecin praticien. 5 vol. in-8.   50 fr.

VIDAL (de Cassis). Pathologie externe. 5 vol. in-8.   40 fr.

WOILLEZ. Diagnostic. 1 vol. in-8. 16 fr.

4ᵉ Examen. — Hygiène, Médecine légale, Thérapeutique. Matière médical. — Pharmacologie.

ANDOUARD. Pharmacie. 1 vol. in-8. 14 fr.

ARNOULD. Hygiène. 1 vol. gr. in-8.

BRIAND et CHAUDÉ. Médecine légale. 2 vol. in-8.   24 fr.

CODEX medicamentarius. 1 v. in-8. 9 fr. 50

FERRAND. Aide-mémoire de pharmacie. 1 vol. in-18, cart.   6 fr.

FERRAND (A.). Thérapeutique. In-18. 8 fr.

FONSSAGRIVES. Thérapeutique. In-8. 7 fr.

GALLOIS. 1200 formules. In-18, cart. 3 fr.

GUBLER. Commentaires thérapeutiques du

Codex. 1 vol. in-8, cart.   15 fr.

GUBLER. Cours de thérapeutique. 1 vol. in-8.   9 fr.

HÉRAUD. Plantes médicinales. In-18. 6 fr.

HOFMANN. Médecine légale. In-8. 14 fr.

JEANNEL. Formulaire. 1 vol. in-18. 6 fr.

LÉVY (Michel). Hygiène. 2 v. in-8. 20 fr.

NOTHNAGEL et ROSSBACH. Matière médicale et thérapeutique. 1 vol. in-8. 14 fr.

SOUBEIRAN. Falsifications. 1 vol. in-8, cartonné.   14 fr.

5ᵉ Examen. — Clinique externe et obstétricale, Clinique interne, Anatomie pathologique.

CHURCHILL et LEBLOND. Maladies des femmes. 1 vol. in-8.   18 fr.

CRUVEILHIER. Anatomie pathologique. 5 vol. in-8.   35 fr.

DESPRÉS. Chirurgie journalière. In-8. 12 f.

GALLARD. Clinique médicale de la Pitié. 1 vol. in-8.   10 fr.

GILLETTE. Chirurgie journalière des hôpitaux de Paris. 1 vol. in-8, cart. 12 fr.

GOSSELIN. Clinique chirurgicale de la Charité. 3 vol. in-8.   36 fr.

LABOULBÈNE. Anatomie pathologique. 1 vol. in-8, cart.   20 fr.

RINDFLEISCH. Histologie pathologique. 1 vol. in-8.   14 fr.

SIMPSON. Clinique obstétricale et gynécologique. 1 vol. in-8.   12 fr.

TROUSSEAU. Clinique médicale de l'Hôtel-Dieu. 3 vol. in-8.   32 fr.

ENVOI FRANCO PAR LA POSTE, CONTRE UN MANDAT.

CLINIQUE MÉDICALE
DE L'HOTEL-DIEU DE PARIS
Par A. TROUSSEAU
PROFESSEUR DE CLINIQUE MÉDICALE DE LA FACULTÉ DE MÉDECINE DE PARIS
Médecin de l'Hôtel-Dieu, membre de l'Académie de médecine.

Cinquième édition

PUBLIÉE PAR LES SOINS DE M. MICHEL PETER
Professeur à la Faculté de médecine, médecin de l'hôpital de la Pitié.

1877. 3 vol. grand in-8 avec portrait de M. TROUSSEAU. — Prix : 32 fr.

CLINIQUE MÉDICALE
DE L'HOPITAL DE LA PITIÉ
Par le docteur T. GALLARD
Médecin de la Pitié

1877. 1 vol. in-8 de 635 pages, avec 25 figures. — 10 fr.

CLINIQUE MÉDICALE DE L'HOTEL-DIEU DE ROUEN
Par le docteur E. LEUDET
Médecin en chef de l'Hôtel-Dieu de Rouen, membre de l'Académie de médecine de Paris, etc.

1874. 1 vol. in-8 de 606 pages. — 8 fr.

GUIDE DU MÉDECIN PRATICIEN
RÉSUMÉ GÉNÉRAL DE PATHOLOGIE INTERNE ET DE THÉRAPEUTIQUE APPLIQUÉE
Par F.-L.-I. VALLEIX
Médecin de l'hôpital de la Pitié.

CINQUIÈME ÉDITION
ENTIÈREMENT REFONDUE ET CONTENANT L'EXPOSÉ DES TRAVAUX LES PLUS RÉCENTS
Par le Dr P. LORAIN
Professeur à la Faculté de médecine, médecin de l'hôpital de la Pitié.

Avec le concours de médecins civils et de médecins appartenant à l'armée et à la marine.

5 VOL. IN-8° DE 950 PAGES CHACUN, AVEC FIGURES. — PRIX : 50 FRANCS.

ÉTUDES DE MÉDECINE CLINIQUE
FAITES AVEC L'AIDE DE LA MÉTHODE GRAPHIQUE ET DES APPAREILS ENREGISTREURS
DE LA TEMPÉRATURE DU CORPS HUMAIN
ET DE SES VARIATIONS DANS LES DIVERSES MALADIES
Par P. LORAIN
Professeur agrégé à la Faculté de médecine, médecin à l'hôpital Saint-Antoine.

Publication faite par les soins du docteur P. BROUARDEL

1877, 2 vol. in-8, avec portrait et planches graphiques........ 30 fr.

DU MÊME AUTEUR :

Le Choléra observé à l'hôpital Saint-Antoine. 1868, 1 volume gr. in-8, 221 pages, avec planches graphiques coloriées. — 7 fr.

Le Pouls, ses variations et ses formes diverses dans les maladies. 1870, 1 vol. in-8 de XII-372 pages, avec 488 planches graphiques. — 10 fr.

Ouvrages couronnés par l'Institut (Académie des sciences).

De l'albuminurie. Paris, 1860, in-8. — 2 fr. 50

LA VIE
ÉTUDES ET PROBLÈMES DE BIOLOGIE GÉNÉRALE
Par E. CHAUFFARD
Inspecteur général de l'enseignement supérieur
Professeur à la Faculté de médecine de Paris.

1878. 1 vol. gr. in-8 de 525 pages................. 7 fr. 50

ENVOI FRANCO CONTRE UN MANDAT SUR LA POSTE

9 782329 2839